Ergebnisse der Anatomie und Entwicklungsgeschichte
Advances in Anatomy, Embryology and Cell Biology
Revues d'anatomie et de morphologie expérimentale

Springer-Verlag · Berlin · Heidelberg · New York

This journal publishes reviews and critical articles covering the entire field of normal anatomy (cytology, histology, cyto- and histochemistry, electron microscopy, macroscopy, experimental morphology and embryology and comparative anatomy). Papers dealing with anthropology and clinical morphology will also be accepted with the aim of encouraging co-operation between anatomy and related disciplines.

Papers, which may be in English, French or German, are normally commissioned, but original papers and communications may be submitted and will be considered so long as they deal with a subject comprehensively and meet the requirements of the Ergebnisse.

For speed of publication and breadth of distribution, this journal appears in single issues which can be purchased separately; 6 issues constitute one volume.

It is a fundamental condition that manuscripts submitted should not have been published elsewhere, in this or any other country, and the author must undertake not to publish elsewhere at a later date.

25 copies of each paper are supplied free of charge.

Les résultats publient des sommaires et des articles critiques concernant l'ensemble du domaine de l'anatomie normale (cytologie, histologie, cyto et histochimie, microscopie électronique, macroscopie, morphologie expérimentale, embryologie et anatomie comparée. Seront publiés en outre les articles traitant de l'anthropologie et de la morphologie clinique, en vue d'encourager la collaboration entre l'anatomie et les disciplines voisines.

Seront publiés en priorité les articles expressément demandés nous tiendrons toutefois compte des articles qui nous seront envoyés dans la mesure où ils traitent d'un sujet dans son ensemble et correspondent aux standards des «Résultats». Les publications seront faites en langues anglaise, allemande et française.

Dans l'intérêt d'une publication rapide et d'une large diffusion les travaux publiés paraitront dans des cahiers individuels, diffusés séparément: 6 cahiers forment un volume.

En principe, seuls les manuscrits qui n'ont encore été publiés ni dans le pays d'origine ni à l'étranger peuvent nous être soumis. L'auteur d'engage en outre à ne pas les publier ailleurs ultérieurement.

Les auteurs recevront 25 exemplaires gratuits de leur publication.

Die Ergebnisse dienen der Veröffentlichung zusammenfassender und kritischer Artikel aus dem Gesamtgebiet der normalen Anatomie (Cytologie, Histologie, Cyto- und Histochemie, Elektronenmikroskopie, Makroskopie, experimentelle Morphologie und Embryologie und vergleichende Anatomie). Aufgenommen werden ferner Arbeiten anthropologischen und morphologisch-klinischen Inhaltes, mit dem Ziel die Zusammenarbeit zwischen Anatomie und Nachbardisziplinen zu fördern.

Zur Veröffentlichung gelangen in erster Linie angeforderte Manuskripte, jedoch werden auch eingesandte Arbeiten und Originalmitteilungen berücksichtigt, sofern sie ein Gebiet umfassend abhandeln und den Anforderungen der „Ergebnisse" genügen. Die Veröffentlichungen erfolgen in englischer, deutscher oder französischer Sprache.

Die Arbeiten erscheinen im Interesse einer raschen Veröffentlichung und einer weiten Verbreitung als einzeln berechnete Hefte; je 6 Hefte bilden einen Band.

Grundsätzlich dürfen nur Manuskripte eingesandt werden, die vorher weder im Inland noch im Ausland veröffentlicht worden sind. Der Autor verpflichtet sich, sie auch nachträglich nicht an anderen Stellen zu publizieren.

Die Mitarbeiter erhalten von ihren Arbeiten zusammen 25 Freiexemplare.

Manuscripts should be addressed to/Envoyer les manuscrits à/Manuskripte sind zu senden an:

Prof. Dr. A. Brodal, Universitetet i Oslo, Anatomisk Institutt, Karl Johans Gate 47 (Domus Media), Oslo 1/Norwegen.

Prof. W. Hild, Department of Anatomy, The University of Texas Medical Branch, Galveston, Texas 77550 (USA).

Prof. Dr. R. Ortmann, Anatomisches Institut der Universität, 5 Köln-Lindenthal, Lindenburg.

Prof. Dr. T.H. Schiebler, Anatomisches Institut der Universität, Koellikerstraße 6, 87 Würzburg.

Prof. Dr. G. Töndury, Direktion der Anatomie, Gloriastraße 19, CH-8006 Zürich.

Prof. Dr. E. Wolff, Collège de France, Laboratoire d'Embryologie Expérimentale, 49 bis Avenue de la belle Gabrielle, Nogent-sur-Marne 94/France.

Ergebnisse der Anatomie und Entwicklungsgeschichte
Advances in Anatomy, Embryology and Cell Biology
Revues d'anatomie et de morphologie expérimentale

43 · 3

Editores

A. Brodal, Oslo · W. Hild, Galveston · R. Ortmann, Köln
T. H. Schiebler, Würzburg · G. Töndury, Zürich · E. Wolff, Paris

W. Catel

Gefügekundliche Untersuchungen über Struktur und Funktion des coxalen Femurendes des Menschen

Mit 52 Abbildungen

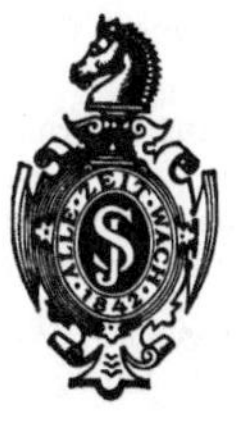

Springer-Verlag Berlin Heidelberg New York 1970

Prof. Dr. med. Dr. rer. nat. Werner Catel
Mineralogisch-Petrographisches Institut der Universität
D-2300 Kiel, Olshausenstraße 40-60

ISBN-13: 978-3-540-05080-3 e-ISBN-13: 978-3-642-99990-1
DOI: 10.1007/978-3-642-99990-1

Das Werk ist urheberrechtlich geschützt. Die dadurch begründeten Rechte, insbesondere die der Übersetzung des Nachdruckes, der Entnahme von Abbildungen, der Funksendung, der Wiedergabe auf photomechanischem oder ähnlichem Wege und der Speicherung in Datenverarbeitungsanlagen, bleiben, auch bei nur auszugsweiser Verwertung, vorbehalten

Bei Vervielfältigungen für gewerbliche Zwecke ist gemäß § 54 UrhG eine Vergütung an den Verlag zu zahlen, deren Höhe mit dem Verlag zu vereinbaren ist

© by Springer-Verlag Berlin · Heidelberg 1970. Library of Congress Catalog Card Number 79 14 11 91

Die Wiedergabe von Gebrauchsnamen, Handelsnamen, Warenbezeichnungen usw. in dieser Zeitschrift berechtigt auch ohne besondere Kennzeichnung nicht zu der Annahme, daß solche Namen im Sinne der Warenzeichen- und Markenschutz-Gesetzgebung als frei zu betrachten wären und daher von jedermann benutzt werden dürften

Inhalt

A. Vorbemerkung . . . 7
B. Fragestellung . . . 7
C. Brewsterkreuz . . . 8
1. Anatomische Vorbemerkung . . . 8
2. Brewster- oder Sphäritenkreuz . . . 11
3. Erklärung polarisationsoptischer Erscheinungen am Osteonquerschnitt . . . 12
D. Methoden . . . 14
1. Modellversuche . . . 14
2. Untersuchungen am Knochen selbst . . . 17
a) Spaltlinienmethode . . . 17
b) Universaldrehtischmethode . . . 18
E. Untersuchungsmaterial . . . 22
F. Gesteinsgefüge und Knochengefüge . . . 25
1. Genität und Tropie . . . 25
2. Intertexturen und Intercellularsubstanzen . . . 30
3. Beanspruchungen und Spannungen . . . 32
G. Bemerkung über die Bänder und Muskeln des Hüftgelenkes . . . 39
1. Bänder . . . 39
2. Muskeln . . . 40
H. Untersuchungen an den Osteonen der Corticalis . . . 42
1. Methode . . . 42
2. Ergebnisse . . . 43
a) Osteonuntersuchungen an Dünnschliffen von Transversalschnitten des Femurschaftes und der Übergangsregion vom Schaft zum Hals des Oberschenkelknochens . . . 43
Die Dicke der Corticalis S. 43. — Genität der Osteone S. 45. — Morphologie der Osteone S. 50. — Tropie der Osteone S. 57. — Erörterung der Beobachtungen im Corticalisbereich des Femurschaftes S. 58
b) Osteonuntersuchungen an Dünnschliffen von Querschnitten des Halses und des Kopfes des Oberschenkelknochens . . . 68
Die Dicke der Corticalis S. 68. — Genität und Morphologie der Osteone S. 69. — Tropie der Osteone S. 72
c) Osteonuntersuchungen an Dünnschliffen von Querschnitten Trochanter major 73
Die Dicke der Corticalis S. 73. — Genität und Morphologie der Osteone S. 73. — Tropie der Osteone S. 74
d) Osteonuntersuchungen an Dünnschliffen von Transversalschnitten des Femurschaftes eines 2 Tage alten Kindes . . . 74
Genität und Morphologie der Primitivosteone S. 76. — Tropie der Primitivosteone S. 78
I. Winkelmessungen an Spongiosazügen; Beziehungen zwischen Beanspruchung des coxalen Femurendes und Trajektorien . . . 82
1. Vorbemerkung . . . 82
2. Methode . . . 83
3. Spongiosauntersuchungen am Femur des Erwachsenen . . . 83
4. Spongiosauntersuchungen am Femur des Neugeborenen . . . 88
K. Zusammenfassende Betrachtung . . . 89
Zusammenfassung . . . 94
Summary . . . 96
Literatur . . . 97
Sachverzeichnis . . . 101

A. Vorbemerkung

Die Auffassung, daß die äußere Gestalt und die innere Struktur des Knochens durch seine Funktion bewirkt ist, geht in ihren Anfängen auf Untersuchungen von Ward (1838) und v. Meyer (1867) über die Architektur der Substantia spongiosa zurück. Ersterer verglich das coxale Femurende, das wegen seiner besonders auffälligen Spongiosastruktur immer von neuem die Aufmerksamkeit auf sich zog, mit einer kranähnlichen Konstruktion und unterschied auch bereits ein von der medialen Substantia compacta (Corticalis) aufsteigendes Druckbündel von einem bogenförmigen lateralen Zugbündel der Substantia spongiosa. 1870 und 1892 erschienen weiterführende Arbeiten von Jul. Wolff über das Transformationsgesetz des Knochens, welches besagt, daß eine geänderte Funktion ein Umformungsgeschehen von Gestalt und Struktur des Knochens zur Folge hat. Bereits 1879 hatte Roux den Terminus der „*funktionellen Anpassung*" geprägt, worunter er das Vermögen von Lebewesen bzw. ihrer Teile (Gewebe, Organe) versteht, sich durch gewollte oder ungewollte Änderung der gewohnten Ausübung ihrer Betriebsfunktionen gestaltlich an diese neue Funktionsweise (z. B. ihre Stärke und Häufigkeit) anzupassen. Ein Organ hat funktionelle Gestalt und Struktur, wenn seine Konstruktion mit dem aufgewendeten Bau- und Betriebsmaterial das Maximum (Optimum) an Funktion leistet oder — umgekehrt — wenn es die erforderliche Funktionsgröße mit dem Minimum an Material oder Energie ermöglicht (Roux's Maximum-Minimum-Prinzip der Konstruktion). Der neuen biologischen Forschungsrichtung, deren Aufgabe es ist, die organischen Gestaltungsvorgänge auf die wenigsten und einfachsten Wirkungsweisen zurückzuführen und ihre Wirkungsgröße zu ermitteln (somit auch den an diesen Wirkungen beteiligten Stoff- und Kraftwechsel zu erforschen), gab Roux (1905) den Namen „*Entwicklungsmechanik*". Sie kann kurz als *kausale Morphologie* definiert werden.

Die zunächst im Vordergrund stehenden Argumentationen einer biochemisch bedingten Gestalt und Struktur des *Skelets* wurden schon von Solger (1892/94) mit dem irrationalen Hinweis bestritten, daß man an die Betrachtung der blutdurchströmten, des Wachstums und damit innerer und äußerer Wandlungen fähigen Skeletteile nicht bloß mit den Anforderungen des Technikers herantreten dürfe. Indessen haben im Lauf von Jahrzehnten die Forschungen zahlreicher Autoren (Gebhardt, 1906; Benninghoff, 1927, 1968; Küntscher, 1936; Pauwels, 1949, 1965; Kummer, 1962, 1968; Knief, 1967, u.a.) dazu geführt, daß die Rouxsche Lehre fast allgemein anerkannt wird.

B. Fragestellung

In der vorliegenden Arbeit wird versucht, mit einer in der Petrographie gebräuchlichen Methode, der Universaldrehtischmethode, Achsenrichtungen von Osteonen direkt einzumessen, ferner durch Winkelmessungen der Spongiosazüge an Dünnschliffen und durch ergänzende morphologische und polarisationsoptische Untersuchungen *unmittelbar*, d.h. ohne Zuhilfenahme von Modellen, neue Einblicke in die Morphologie, Struktur und Funktion der Bauelemente des Knochens zu gewinnen.

Das besondere Anliegen war das Studium folgender Fragen:

1. Ist am Knochen, der als Träger eines feinkristallinen, doppelbrechenden Hartmaterials als eine mineralische Substanz definiert werden kann[1], ein dem Gesteinsgefüge vergleichbares Gefüge zu erkennen, d.h. ist es möglich, *Aussagen der petrographischen Gefügekunde auf den Knochen im Sinne einer ossären Gefügekunde zu übertragen?*

2. Kann mit morphologischen und neuen messenden Methoden einerseits, mit *systematischen*, d.h. über den ganzen Knochen sich erstreckenden Untersuchungen andererseits *umfassender als bisher* die Anordnung und Struktur der Formelemente und ihre Bedeutung für die Funktion des Organs erkannt werden?

3. Zeigt der Aufbau des Knochens an *allen* Stellen einer beliebig gewählten Querschnittsfläche eine kongruente Gestaltung, d.h. kann man mit einer Röntgen-*Übersichtsaufnahme*, wie es üblich ist, beispielsweise die Spongiosastruktur (und damit Spannungsverlauf und -verteilung) in dem Querschnitt vollständig und richtig erfassen, *oder ist hierfür eine Zerlegung des Knochens in mehrere Längsschnitte und die spezielle Untersuchung jedes einzelnen erforderlich?*

4. Ist es möglich, durch vergleichende morphologische und messende Untersuchungen am *unbelasteten* Knochen eines Neugeborenen und am *statisch und dynamisch* beanspruchten Knochen eines Erwachsenen Verschiedenheiten aufzufinden, aus denen Folgerungen für den Zusammenhang zwischen Bau und Funktion des Knochens abgeleitet werden können?

C. Brewster-Kreuz

1. Anatomische Vorbemerkung

Die Knochenrinde (Corticalis, Compacta) des Erwachsenen besteht aus einem *Lamellensystem*. Das Formelement desselben ist das *Osteon*. Es ist einige Milli- bis Zentimeter lang und besteht aus plattenförmigen, 3—5—11 μ dicken Lamellen (Haverssche Lamellen), die ein zentral oder exzentrisch gelegenes Haverssches Kanälchen umgeben, in dem ein Blutgefäß verläuft. Die Osteonlamelle wird von zugfesten, in ein halbflüssiges System von Mucopolysacchariden (Grundsubstanz) eingebetteten, aus Polypeptidketten bestehenden *Kollagenfasern* aufgebaut.

Bereits v. Ebner (1887) bemerkt, daß diese in den einzelnen Lamellen nicht gleichgerichtet, sondern teils zirkulär, teils steil (vertikal) angeordnet sind. Gebhardt (1906) grenzte 3 Grundtypen ab: Lamellen mit steilem, nahezu zirkulärem und abwechselnd steilem und zirkulärem Verlauf der Kollagenfasern. Die Steigungsfolge der Fasern kann in den einzelnen zu einem Osteon gehörenden Lamellen in mannigfacher Weise variieren. Knese (1958) hat eine weitgehende Aufschlüsselung der Steigungsfolge in 8 Stufen vorgeschlagen, die jedoch ohne wesentliche morphologische oder statistische Bedeutung ist. Jedes Osteon hat einen individuellen Bau. Osteone mit gestaltlichen Abweichungen liegen oft regellos

1 Der Knochen, das differenzierteste Stützgewebe des menschlichen Körpers, besteht nach bisher vorliegenden, revisionsbedürftigen Untersuchungen zu 65—70% aus einer anorganischen Substanz (wahrscheinlich Hydroxylapatit), zu 30—35% aus Mucopolysacchariden, Kollagen, resistent protein, anderen Eiweißstoffen und Wasser.

nebeneinander. Auf der Oberfläche der Kollagenfasern, vielleicht auch im Inneren derselben (Glimcher, 1960; Bargmann, 1967), sind *anorganische Kristallite* angeordnet. Diese werden auf Grund elektronenmikroskopischer Untersuchungen als nadelförmig, 40—1000 Å lang, 30—60 Å breit (Wolpers, 1949) oder tafelförmig, 350—400 Å lang und breit, 25—50 Å dick (Robinson und Watson, 1933) beschrieben. Einige Autoren sprechen von einem Gitterwerk der anorganischen Substanz (Becher u. Mitarb., 1954), andere von einem körnigen Aufbau des Mantels (Ascenzi, 1955). Weber, Eanes und Gerdes (1967) unterscheiden eine kristalline und eine amorphe Phase. Mineralogisch sollen die Kristallite aus Hydroxylapatit $Ca_5[(OH,F)/(PO_4)_3]$ bestehen.

Nach außen und innen wird die Corticalis von den äußeren und inneren *General-* oder *Tangentiallamellen* begrenzt.

Bau und Funktion der Lamellensysteme der Corticalis sind in mehrfacher Weise verflochten; die wichtigsten Zusammenhänge sind folgende:

1. Die aus Kollagenfasern bestehende *organische* Substanz der Osteone leistet Widerstand gegen *Dehnung*, die *anorganische* gegen *Druck*. Erstere ist also zug-, letztere druckfest gegenüber entsprechenden Beanspruchungen des Knochens.

2. Durch die erörterte verschiedene Verlaufsrichtung der Kollagenfasern in den Osteonen, die dem Prinzip einer kreuzweisen Verleimung dünner Sperrholzplatten entspricht, wird eine nicht unbeträchtliche *Erhöhung der Festigkeit* bei gleichzeitiger Einsparung von Baumaterial erreicht.

3. Die Lamellen der Osteone müssen als Röhren mit einer *zylindrisch-schraubig gefaserten Wandung* und mit einem von Lamelle zu Lamelle wechselndem Steigungsgrad der Schraubenlinie vorgestellt werden. Es handelt sich also um eine *Schraubenstruktur*. Im Gegensatz zu einem parallelfaserig gebauten Körper, bei dem die Fasern unter Zergleitung in der Faserrichtung herausziehbar sind, kann ein entsprechender axialer Längszug bei einem Körper mit schraubig gewundenem Faserverlauf — vergleichbar einem torquierten Seil — nicht in derselben Weise wirken, da die Richtungen innerhalb des Körpers fortgesetzt wechseln. Die Folge ist eine *Zunahme der Biegungs- und Abscherungsfestigkeit*; außerdem wird die *Einknickungstendenz*, die bei Druckbelastung einfach konstruierter, dünnwandiger Röhren besteht, verringert, die *Versteifung* des Lamellensystems also erhöht, besonders bei Kombination von drei oder mehr Fasersteigungsfolgen in den Lamellen. Tischendorf (1954) konnte im Belastungsversuch interlamelläre Verschiebungen nachweisen.

4. Axial auf ein Osteon wirkender Druck hat minimalste Verkürzung desselben in der Längsrichtung und Vergrößerung des Querschnittes zur Folge. Da hierdurch die mehr zirkulär verlaufenden Fasern einer *Dehnungstendenz* ausgesetzt sind, der sie wegen ihrer Zugfestigkeit entgegenwirken, leisten sie *Verformungswiderstand*, der sich als *Manteldruck* (Knese, 1958) auf den Osteonkern (Haverssches Kanälchen, Blutgefäß) äußert.

5. Die beiden funktionsverschiedenen Komponenten des Lamellensystems der Osteone (zugfeste Kollagenfaser, anorganischer Kristallit) sind in demselben Gewebe auf das engste gekoppelt. Sie stellen — wie vergleichsweise der Spannungsbeton — eine *Verbundbauweise* dar. Diese verleiht nach der Auffassung von Knese der Kollagenfaser auch *ohne* Belastung bereits eine gewisse Spannung, worauf schon ihre eigentümlich gestreckte, steifige, „drahtige“ Beschaffenheit hindeutet (Knese, 1958; Bargmann, 1967). Durch diese zusätzliche Zugspannung („*Vorspann*“) erhält nicht nur die an sich zugfeste Faser eine gewisse *Druckfestigkeit*, sondern es wird auch die Gefahr eines sofortigen *Ausknickens* der Kollagenfaser bei axialer Belastung verringert.

6. Das Bauprinzip der *Tangentiallamellen* gleicht demjenigen der Haversschen Lamellen; die Festigkeit des Lamellensystems wird durch den Wechsel der Steigungsfolge der Kollagenfasern wie durch eine kreuzweise Verleimung von Sperrholzplatten erhöht. Einige Beobachtungen machen eine besondere Bedeutung der Tangentiallamellen für den *Widerstand gegen Muskelzug* wahrscheinlich (Einzelheiten S. 52 und 92).

Die Corticalis setzt sich nach dem Inneren des Knochens zu in die *Spongiosa* fort. Im Gegensatz zu ihrer morphologisch-deskriptiven Einteilung (Henle, 1840; Hyrtl, 1873) unterschied zuerst v. Meyer (1882) zwei *funktionelle* Formtypen der Spongiosa, den rundmaschigen und den Längslamellentyp; ersterer sollte allseitigem, letzterer einem in der Achsenrichtung des Knochens einwirkenden Druck oder Zug Widerstand leisten. Diese

Gliederung erfuhr durch Roux (1912) eine weitergehende Aufschlüsselung. Als kleinste Formeinheiten *(statische Elementarteile)* mit typischer Gestalt und typischer Funktion beschrieb er Knochenröhrchen und -bälkchen, Kugelschalen (Pilae osseae) und statische Plättchen (Lamellae staticae). Aus diesen Formelementen setzen sich die nächst höheren Einheiten, die Spongiosatypen *(Formationes substantiae spongiosae osseae)* zusammen, die in drei Arten unterteilt werden können: 1. Röhrchenspongiosa (Spongiosa tubulosa), 2. Plattenspongiosa (Spongiosa laminosa), 3. Maschenspongiosa (Spongiosa reticularis).

Die *Leistung* der *Röhrenspongiosa* soll in *starkem Widerstand bei Beanspruchung in einer Hauptrichtung* (Röhrchenrichtung) bestehen.

Die *Plattenspongiosa*, deren Platten durch querstehende Bälkchen oder Plättchen miteinander verbunden sind, finden für *Druckkonstruktionen* Verwendung.

Die *Maschenspongiosa*, die aus schmalen, rundlich-netzförmig angeordneten Bälckchen und Plättchen besteht, ist infolge ihrer Gestalt in jeder Richtung gleich widerstandsfähig. Durch vollkommen runde und enge Ausbildung der Maschen *(Spongiosa globata* oder *pilosa)* wird die Verbindung derselben verbessert. Diese Spongiosaform findet man im *Kopfteil von Kugelgelenken* dicht unter der Gelenkoberfläche (Abb. 11a), um dem in diesem Bereich hochgradigen Wechsel der Beanspruchungsrichtungen nach allen Seiten zu begegnen. Die Maschen*weite* nimmt in jedem Knochen von der unter dem Gelenkknorpel liegenden *Druckaufnahmeplatte* gegen das Innere des Knochens an Größe zu. Die variable Dicke dieser Platte hat keinen deutlichen Einfluß auf die Maschenweite der sie stützenden Spongiosa. Kinetische Energie (diskontinuierliche Stoßwirkung) scheint eine Verdickung der soliden Druckaufnahmeplatte sowie die Bildung einer engmaschigeren Spongiosa zur Folge zu haben.

Bereits makroskopisch, deutlicher im Röntgenbild, können auf Schnitten des coxalen Femurendes eigentümliche *zusammenhängende Spongiosazüge* unterschieden werden; auf Abb. 11c ist das bereits erwähnte, von Ward (1838) beschriebene mediale Druckbündel und laterale Zugbündel zu erkennen. Roux bezeichnete 1884 derartige gebündelte Spongiosazüge als *Trajektorienstrukturen*. Er gab dem in der Mathematik deskriptiv gebrauchten Begriff „Trajektorien" für Liniensysteme, die sich unter einem konstanten, meist rechten Winkel kreuzen, in Anlehnung an den in der Statik gebräuchlichen Terminus „Spannungstrajektorien" eine funktionelle Bedeutung: *Trajektorienstrukturen sind solche, die nur die Richtungen der stärksten statischen bzw. dynamischen Beanspruchungen durch fungierende Substanz (stärkste Druck- oder Zugspannungen) verkörpern.* Die auf eine einzige, eindeutig determinierte Beanspruchung (Zeiger, 1933) ausgerichtete Funktion wird mit dem auf die Trajektorien reduzierten Material geleistet; eine andere Beanspruchung führt zu einer anderen Trajektorienstruktur. Wird in einem System von Trajektorien genügend Widerstand geleistet, so ist eine Widerstandsleistung in anderen Richtungen mit schwächerer Kraftwirkung nicht nötig. Die Trajektorien können in Abhängigkeit von der Beanspruchung einen geraden oder gebogenen Verlauf haben. Zug- und Druckkurven stehen nach Roux rechtwinklig zueinander, Scherkurven schneiden die Trajektorien der Normalspannungen in einem Winkel von 45°. Wie die Osteonlamelle ist auch die Substantia spongiosa nach dem Prinzip eines (sogar mehrfachen) *Verbundbaues* konstruiert, es besteht einerseits der Verbund Kollagenfaser/anorganische Substanz, andererseits der Verbund Knochensubstanz/Knochenmark (Knese, 1958).

Die *Dicke* der statischen Elementarteile ändert sich normalerweise nicht viel in Richtung von der engmaschigen Spongiosa unter der Druckaufnahmefläche nach der weitmaschigeren Spongiosa in Nähe der Markhöhle, es besteht aber eine Korrelation zwischen ihrer Dicke und der Größe ihrer Beanspruchung. J. Wolff (1870, 1892) und Roux (1885, 1895) vertreten die Auffassung, daß alle statischen Elementarteile sowie alle normalerweise daraus gebildeten Spongiosatypen unter neuen Beanspruchungen eine diesen entsprechende neue Struktur bilden können, sofern ihnen in der Wirkungsdauer keine Schranken gesetzt werden. Die Spongiosa kann wie jeder feste Körper in drei Richtungen (Elastizitätsachsen) beansprucht werden und sich entsprechend einer Änderung der räumlichen Beanspruchung an eine dieser Änderung entsprechenden Richtung adaptieren.

Den Knochen durchzieht ein dichtes Netz von *Knochenzellen* (*Osteocyten*, Abb. 14*b*), die durch zahlreiche Ausläufer miteinander in Verbindung stehen. Sie sind meistens den Haversschen Lamellen angelagert, derart, daß ihr längster Durchmesser den Kollagenfasern parallel verläuft.

2. Brewster- oder Sphäritenkreuz

Polarisationsmikroskopische Untersuchungen organischer Substanzen (Gewebe) gehen auf Valentin (1867) zurück, ausführlichere Arbeiten auch über polarisationsoptische Studien zur Klärung der Knochenstruktur veröffentlichte v. Ebner (1875, 1887).

Betrachtet man Querschnitte von Osteonen im Polarisationsmikroskop bei gekreuzten Nikols, so erkennt man sehr häufig in mehr oder weniger deutlicher Ausprägung eine *schwarze Kreuzfigur*, deren Achsen sich in der Regel rechtwinkelig, bisweilen auch schiefwinkelig schneiden (Abb. 1). Die Kreuzarme ziehen unter Verbreiterung ihres Durchmessers bis an die Peripherie des Osteons; diese Breitenzunahme dürfte auf einer Krümmungsabnahme der Lamellen vom Mittelpunkt der Haversschen Kanälchen aus beruhen. Die zwischen den Kreuzarmen liegenden Osteonfelder zeigen in der Regel abwechselnd helle und dunkle Linien (Lamellen) in konzentrischer Anordnung, seltener fast gleichmäßig schwärzlich gefärbte oder fast weiße Flächen. Die erstgenannte Anordnung ist kennzeichnend für *regelmäßig* (abwechselnd steil und flach) gewickelte Osteone (Abb. 1), die zweite für *steilgewickelte* (Abb. 1), die dritte für *flachgewickelte* Osteone.

Die bei polarisationsmikroskopischer Betrachtung der Osteonquerschnitte auftretenden Kreuzfiguren haben eine große Ähnlichkeit mit Phänomenen, die erstmalig von Brewster (1820, 1835) bei Kalifeldspatuntersuchungen beschrieben, aber auch bei radialstrahligen Sphärolithen beobachtet wurden. Seitdem bezeichnet man sie als Brewster- oder Sphäritenkreuze.

Gebhardt beobachtete sie 1906 an Querschnitten menschlicher und tierischer Knochen, Nickel (1938) an Querschnitten von Pferdehufen, eingehende Untersuchungen wurden von Knese u. Mitarb. (1958) an Osteonquerschnitten menschlicher Knochen durchgeführt; die genannten Autoren kennzeichneten ihre Befunde jedoch nicht als Brewster- oder Sphäritenkreuze. Bei Verwendung des Kompensators „Gips Rot erster Ordnung" zwischen Polarisator und Analysator bemerkt man weiterhin (Abb. 2), daß der erste und dritte Quadrant der Osteonquerschnitte gelblich, der zweite und vierte bläulich gefärbt ist. Diese Erscheinung kennzeichnet den optischen Charakter der Stengelachse als *negativ*. Auch der am Aufbau des Knochens wahrscheinlich beteiligte Apatit ist einachsig optisch negativ. Zweifellos handelt es sich um einen Summationseffekt einer zentrisch-faserigen Struktur, der Hinweise gibt über das polarisationsoptische Verhalten der an die Kollagenfasern gebundenen Apatit-Kristallite. Denn die Kristallite der *organischen* Substanz der Kollagenfasern sind nach den Mitteilungen im Schrifttum einachsig optisch *positiv*. Möglicherweise traten bei meinen Untersuchungen derartige Phänomene nicht in Erscheinung, weil der untersuchte Knochen in getrocknetem Zustand vorlag, die Doppelbrechung der Kollagenfasern aber bei Trocknung abnimmt, so daß die vielleicht noch vorhandene positive von der optisch negativen der Apatit-Kristallite überlagert wurde. Gebhardt (1906) bemerkt, daß eine organische, einfach brechende Masse, z.B. ein Gelatinestreifen, bei Beanspruchung auf Zug doppelbrechende, positiv einachsige Eigenschaften annimmt und zieht hieraus den (unverständlichen) Schluß, daß die Polarisationserscheinungen des Knochens auf Gewebsspannungen, keinesfalls auf anorganische kristalline Strukturen zurückzuführen sind.

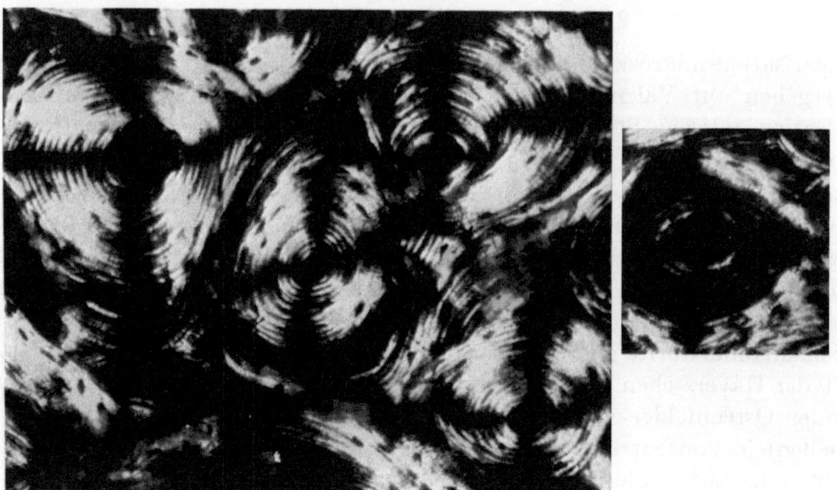

Abb. 1. Brewster- oder Sphäritenkreuze. Transversaler Dünnschliff (Dicke 25 μ), entsprechend dem ventralen Frontalschnitt der Femurebene c—c_1 auf Abb. 23. Linke Bildseite: 4 regelmäßig gewickelte Osteone. Rechte Bildseite: 1 steil gewickeltes Osteon. Polarisationsmikroskop. Vergr. 200fach

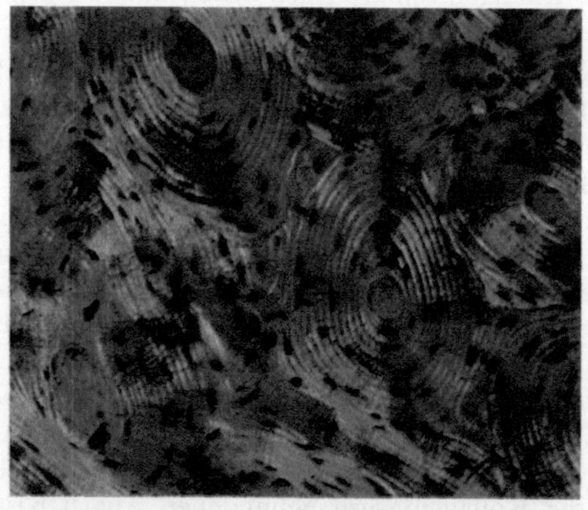

Abb. 2. Brewster-Kreuze. Polarisationsoptisches Bild nach Einschaltung des Kompensators „Gips Rot erster Ordnung". Der erste und dritte Quadrant der regelmäßig gewickelten Osteone ist gelblich, der zweite und vierte bläulich gefärbt: Kennzeichen für optisch negativen Charakter der Stengelachse

3. Erklärung polarisationsoptischer Erscheinungen am Osteonquerschnitt

Das *Sichtbarwerden von Brewster-Kreuzen* auf Osteonquerschnitten kann mit folgender Überlegung geklärt werden: Diejenigen Kristallite, die flach (horizontal) angeordneten Kollagenfasern zirkulär angelagert sind, löschen bei gekreuzten Nikols dann aus, wenn ihre Brechungsindices n_α und n_γ parallel zu den Haupt-

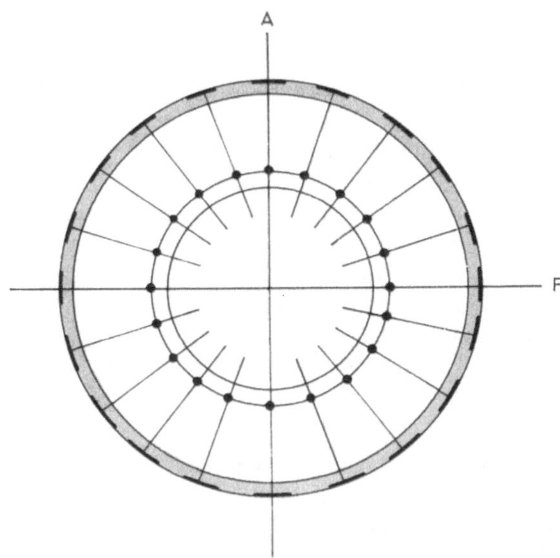

Abb. 3. Schematische Darstellung eines Osteonquerschnittes mit einer flach (dunkel) und einer steil (hell) gewickelten Lamelle sowie mit den in beiden Fällen verschieden angeordneten Kristalliten (schwarz). *A* Analysator, *P* Polarisator. Einzelheiten s. Text

schnitten der gekreuzten Nikols verlaufen: es kommt zum Auftreten eines Sphäritenkreuzes. Wird der Objekttisch langsam um 360° gedreht, so gewinnt man den Eindruck, daß die Kreuzarme gleichsam über den Osteonquerschnitt „hinweghuschen", was darauf beruht, daß bei der Drehung fortgesetzt andere Brechungsindices in die Parallelorientierung mit den Nikolhauptschnitten gelangen (vgl. Abb. 3).

Für die *Hell- und Dunkelfärbung* der *zwischen den Kreuzarmen gelegenen Felder* bietet sich die folgende Erklärung an: Besteht ein Osteon *ausschließlich* aus *flach* gewickelten Lamellen, so werden die Felder zwischen den Kreuzarmen annähernd homogen weiß erscheinen, weil die Richtung der Brechungsindices n_α und n_γ der Kristallite in diesen Feldbereichen mit den Polarisationsdurchlaßrichtungen nicht zusammenfallen, mithin der vom Analysator kommende Lichtstrahl nicht ausgelöscht werden kann (Abb. 3).

Besteht ein Osteon *ausschließlich* aus *steil* gewickelten Lamellen, d.h. verlaufen die Kollagenfasern und mit ihnen die C-Achsen der Kristallite vertikal zum Osteonquerschnitt, so muß sich die Summe aller in dieser Weise orientierten Kristallite wie eine *isotrope Substanz* verhalten: Es tritt keine Doppelbrechung auf, weil bei optisch einachsigen Kristallen die optische Achse und die kristallographische C-Achse synonym sind und in ihrer Richtung keine Zerlegung des Lichtstrahles erfolgt. Bei Drehung des Objekttisches um 360° wird demzufolge in keiner Stellung desselben eine Aufhellung beobachtet (Abb. 3).

Besteht ein Osteon schließlich aus *alternierend flach* und *steil* gewickelten Lamellen, liegt also ein *regelmäßig gewickeltes Osteon* vor, so müssen abwechselnd weiße und schwarze konzentrisch angeordnete Linien in Erscheinung treten, deren

Zustandekommen mit den obigen Ausführungen erklärt ist. Die Vermutung von Knese (1958), daß ein Teil der Lamellen eines Osteonquerschnittes dunkel erscheint, weil die Anzahl der Kollagenfasern innerhalb der Lamelle geringer ist, dürfte unzutreffend sein.

Histologische Untersuchungen zeigen, daß außer den geschilderten zirkulär (flach) oder vertikal (steil) in den Lamellen angeordneten Kollagenfasern auch *intermediäre Formen* vorkommen, die durch einen schräg geschwungenen (schraubenartigen) Verlauf der intralamellären Fasern gekennzeichnet sind.

Eine Gesetzmäßigkeit der prozentigen Verteilung der Osteone mit bestimmter Steigungsfolge innerhalb der Femurcorticalis konnte ich nicht feststellen, abgesehen von denjenigen Formelementen, die ich als „*braune Osteone*" besonders gekennzeichnet habe (Einzelheiten S. 63 und Tabelle 13). Die in *allen* Lamellen eines Osteons *flach* verlaufenden Kollagenfasern waren zweifellos am seltensten aufzufinden.

Die mitgeteilte Deutung des Zustandekommens der optischen Phänomene in den Feldern zwischen den Kreuzarmen läßt die Möglichkeit des Vorliegens von *Interferenzerscheinungen* außer Betracht. Diese spielen bei konoskopischer Betrachtung von Schnitten wirteliger (tetra-, tri- und hexagonaler) Kristalle senkrecht zur optischen Achse eine wichtige Rolle; sie führen zum Auftreten der als *Isochromaten* oder *Skiodrome* bezeichneten dunklen, konzentrisch um den Durchstoßpunkt der optischen Achse angeordneten Linien, die als *Orte gleicher Gangunterschiede* aufzufassen sind. Da der Begriff der Isochromaten also kausalanalytisch klar definiert und eng begrenzt ist, sollte er nicht auf die morphologisch zwar ähnlichen, ätiologisch jedoch, wie dargelegt wurde, anders zu erklärenden Phänomene in den Feldern zwischen den auf dem Osteonquerschnitt sichtbaren Kreuzarmen Anwendung finden.

D. Methoden

Zur Erforschung der funktionellen Struktur des Skelets wurden zahlreiche Methoden entwickelt, die in zwei Gruppen geordnet werden können: Modellversuche und Untersuchungsmethoden am Knochen selbst.

1. Modellversuche

Modellversuche wurden von Roux (1885), Winkler, Milch (1940), Pauwels (1949/65), Kummer (1955/62/68) und Knief (1967a und b) durchgeführt.

Roux, dessen Arbeiten vor der Röntgenära entstanden, benutzte einen parallelepipedischen Zeichengummi, auf dessen schmalen Seitenflächen er in gleichen Abständen parallele, längsverlaufende Linien zog. Nach Biegung des Gummis über eine der beiden großen Flächen beobachtete er die dabei auftretenden Verlaufsänderungen der Linien und kam zu folgenden Feststellungen (Abb. 4): Das Wirksamwerden gleichgroßer entgegengesetzter Kräfte (K) hat zur Folge, daß an der konvexen Modellseite rechtwinkelig anfangende Linien die neutrale (punktiert gezeichnete) Achse unter 45° schneiden und in AB rechtwinkelig eintreffen. Man bemerkt, daß sich die Linien gegen die Konkavität hin nähern, gegen die Konvexität hin entfernen, was bedeutet, daß auf der konkaven Seite von A—B

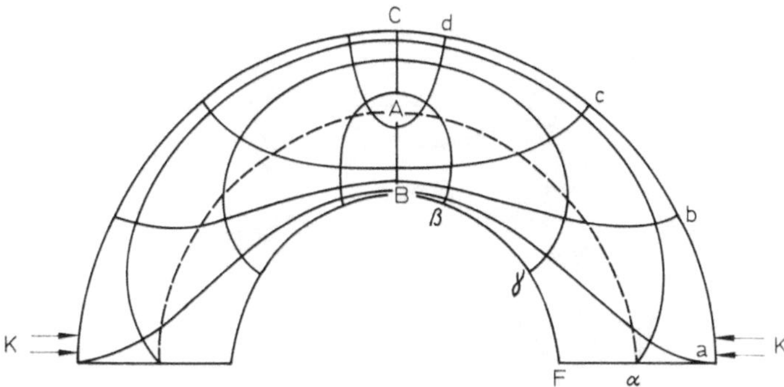

Abb. 4. Biegungskonstruktion nach Roux (1895). Ableitung am Modell eines Zeichengummis

Druckspannungen (*a*—*d*), auf der konvexen Seite von *A* bis *C* Zugspannungen (α—γ) aufgetreten sind. Letztere konvergieren von allen Seiten nach *AC*, wobei sie zugleich die Drucktrajektorien rechtwinkelig schneiden. Beide Arten von Trajektorien häufen sich entsprechend der Zunahme der Beanspruchung am stärksten in der Symmetrieebene und in der Nähe der Oberfläche des Gummis, während in der neutralen Achse selbst keine Druck- oder Zugbeanspruchung, sondern Beanspruchung auf Schub herrscht, dessen Trajektorien unter Winkeln von 45° zu den Druck- und Zugkurven verlaufen.

Winkler (zit. nach Roux, 1912) bedeckte ein Gummimodell mit sich tangierenden Kreisen. Die bei der Deformation desselben entstehenden Ellipsen zeigten in der langen Achse die Richtung des stärksten Zuges, in der kurzen diejenige des stärksten Druckes an.

Knief (1967a und b) verbesserte eine von Pauwels (1955) entwickelte Methode (Vergleich röntgenologisch ermittelter Verschiedenheit der Knochendichte mit dem in einem *zwei*dimensionalen Werkstoffmodell spannungsoptisch erhaltenen Beanspruchungsmuster), indem er die Knochendichte im Röntgenfilm *quantitativ* mit dem *Densitometer* bestimmte und spannungsoptisch ein *drei*dimensionales Werkstoffmodell des densitometrisch untersuchten Femurabschnittes verwendete. Das Modell wird auf eine Temperatur gebracht, bei der das Material verformbar wird und in diesem Zustand durch Aufbringung einer Last deformiert, dann abgekühlt und auf solche Weise der durch die Verformung hervorgerufene Spannungszustand fixiert („eingefroren“). Bringt man nun das Modell zwischen Polarisator und Analysator, so zerlegt es den vom Polarisator kommenden Lichtstrahl in zwei Komponenten, die bei ihrem Austritt aus dem Modell einen Gangunterschied besitzen, der von der Normalspannungsdifferenz (σ_1—σ_2) und anderen Faktoren abhängt. An Stellen des Modells, an denen σ_1—$\sigma_2 = 1$ oder einem ganzzahligen Vielfachen ist, erscheinen — bei Verwendung von weißem Licht — Bänder in Spektralfarben, die photographisch aufgezeichnet werden können (Abb. 5). Die Bänder verbinden Punkte gleicher Normalspannungsdifferenzen. Die densitometrisch gewonnenen Kurven werden mit den Spannungsbändern (Isochromaten) des Modells in Beziehung gebracht, wobei Knief in Bestätigung der Ansicht von Pauwels zu dem Ergebnis kommt, daß der Oberschenkelknochen ein festigkeitsisotroper Körper ist.

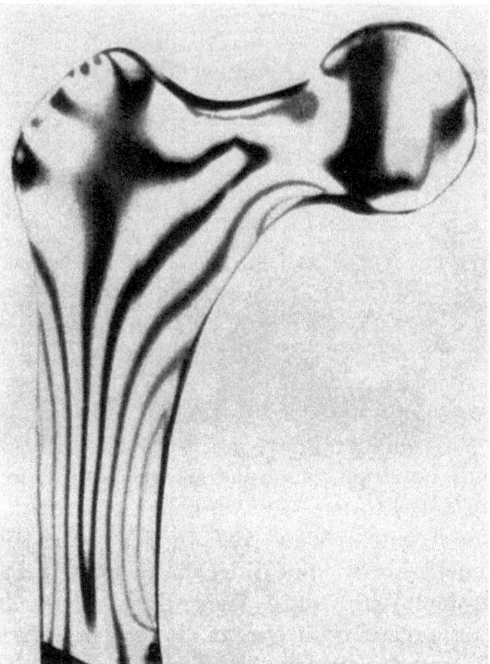

Abb. 5. In der Frontalebene wurde coxal aus dem räumlichen Modell eine 10 mm starke Scheibe herausgeschnitten. Die „eingefrorenen“ Spannungsbänder („Isochromaten“) sind zu erkennen (aus Knief, 1967 a)

Diese Versuche geben Veranlassung, einige grundsätzliche Bedenken zu äußern: 1. Knief (1967 a) fertigte für die densitometrische Untersuchung nur *eine* Röntgenübersichtsaufnahme an, die jedoch zur Beurteilung der wirklichen Knochendichte nicht ausreicht, da detaillierte Röntgenogramme von drei frontalen Schnitten, die ich durch das coxale Femurende legte (Abb. 11 a—c), zeigen, daß *die Dichtigkeitsverhältnisse im ventralen, mittleren und dorsalen Schnitt völlig verschieden sind.* Die densitometrischen Darstellungen Kniefs sind also Ausdruck eines Summationseffektes, der nur annäherungsweise über die im Knochen wirklich vorhandene Materialverteilung Auskunft gibt.

2. Ein dem lebenden Bereich zugehöriger, in seinem Inneren nicht massiv, sondern aus Bälkchen locker aufgebauter Knochen *(Leichtbau)* kann nicht mit einem künstlich hergestellten, homogen-soliden Werkstoffmodell verglichen werden. Es ist schon aus diesem Grund nicht zu erwarten, daß die im Modell bei nur *einachsiger* Belastung desselben erzeugten Spannungslinien mit der im Knochen als Ausdruck *mehrachsiger* Beanspruchung nachweisbaren Bälkchenstruktur eine Übereinstimmung zeigen.

3. Die Spannungsbilder Kniefs (1967 a und b) sind als *Restspannungen* eines voraufgegangenen wahrscheinlich visco-elastischen Verformungszustandes zu werten, zu denen sich möglicherweise *Kontraktionsspannungen* infolge rascher Abkühlung summieren. Bei viscoser Verformung sind am Ende der Deformation keine

elastischen Spannungen vorhanden, wohl aber treten bei visco-elastischen Verformungen elastische Restspannungen auf. Nur diese könnten hier in Betracht gezogen werden. Summiert man hierzu noch sehr wahrscheinliche *thermische Kontraktionen*, die sich in dem nunmehr elastischen Medium gleichfalls abbilden dürften, so wird die Auswertung dieser Versuche für die elastische Spannungsverteilung im Knochen recht problematisch. Hierzu kommt noch der *inhomogen-anisotrope Aufbau des Knochens*, der bei der verwendeten Modellsubstanz selbstverständlich nicht in Betracht gezogen werden kann.

Auch Knese (1958) hat die densitometrischen und spannungsoptischen Untersuchungen Kniefs ablehnend kritisiert, während Kummer (1968) zwar ebenfalls vor einer kritiklosen Überwertung der spannungsoptischen Methode warnt, Einschränkungen jedoch nur für gewisse, kompliziert gelagerte Fälle gelten läßt, in denen der spannungsoptische Modellversuch seiner Meinung nach die Bedeutung eines — allerdings immer noch recht gewichtigen — Indizienbeweises hat.

2. Untersuchungen am Knochen selbst

Die Arbeiten, die am Knochen selbst durchgeführt wurden, beschränken sich auf Studien an der Corticalis. Knese, Ritschl und Voges (1954) untersuchten quantitativ die Verteilung der Osteone im Extremitätenskelet. Mit der Prüfung von Festigkeitsunterschieden bei Belastung des Knochens beschäftigten sich Olivo (1937), Evans und Lebow (1951), Calabrisi und Smith (1951), Knese (1956) u.a. Küntscher (1935) versuchte mit der Lackmethode den Nachweis von Spannungsspitzen am menschlichen Knochengerüst zu führen. Benninghoff (1925/26) beschrieb die *Spaltlinienmethode* zur Ermittlung der Architektur platter Knochen, aber auch der Osteonrichtungen. Ich habe in der vorliegenden Arbeit die *Universaldrehtischmethode* (Fedorow, 1893) benutzt, um Osteonachsenrichtungen exakt einzumessen. Die beiden zuletzt genannten Methoden sollen etwas eingehender besprochen werden.

a) Spaltlinienmethode

Die Frage, *in welcher Richtung die Osteonachsen zur Längsachse des Femurschaftes stehen*, ist mehrfach Gegenstand anatomischer und orthopädischer Untersuchungen gewesen. Aus Beobachtungen an mikroskopischen Schnitten wurde gefolgert, daß die Osteone im wesentlichen in der Längsrichtung des Femurschaftes verlaufen. Benninghoff (1925/26) versuchte durch Übertragung einer von Hultkrantz (1898) zur Ermittlung der Spaltrichtungen des Gelenk*knorpels* entwickelten Methode auf den *Knochen* genauere Einblicke in dessen Architektur zu erhalten. Bei diesem Verfahren wird mit einer drehrunden Ahle von der Periostseite her in den (entkalkten) Knochen eingestochen und entweder zugleich mit dem Einstich oder nach Entfernung des Pfriems eine Wasserfarbe oder Tusche eingebracht. Die auf diese Weise sichtbar gemachten Spalten reihen sich in den meisten Fällen zu Spaltlinien zusammen, die nach Benninghoff die größte Zugfestigkeit der oberflächlichen Elemente des Knochens (der Generallamellen) anzeigen. Der Autor meint, daß nach Ablösung der Generallamellen die Spaltlinien auch *den Verlauf der Osteone* anzeigen und kommt zu dem Ergebnis: „*Die allgemeine Streichrichtung der Osteone bleibt immer in der Längsachse des*

Schaftes." Pauwels (1949) übernahm diese Ansicht und folgerte, nur durch einen solchen Verlauf der Osteonzüge in der Längsrichtung werde erreicht, daß „bei jeder Lage der Biegungsebene die höchsten Spannungen, auf die es ankommt, aufgenommen werden". Die eigenen Untersuchungen führten zu einem von den erwähnten Auffassungen vielfach abweichenden Ergebnis, wovon im folgenden die Rede sein wird.

b) Universaldrehtischmethode

Für die Untersuchungen am Universaldrehtisch nach Fedorow (1893, s. Abb. 6) wurde das Zeisssche Modell benutzt. Der U-Tisch, ursprünglich eine Hilfsapparatur zur genauen mineraloptischen Bestimmung, wird auch für die Bestimmung von Mineralkorn-Orientierungen (Korngefügeregelung) in Gesteinen verwendet. In vorliegender Arbeit diente die Methode zur *Feststellung der Achsenrichtung von Osteonen.*

Der U-Tisch wird auf den drehbaren Mikroskopiertisch eines Polarisationsmikroskopes aufgesetzt und in bezug auf die Mikroskop-Tubusachse zentriert. In dem Ring um die Achse N (Abb. 6) wird auf einer Tischplatte das Dünnschliffpräparat zwischen 2 Glashalbkugelsegmenten mit auszuwählender Lichtbrechung gehalten. Ich benutzte für alle Untersuchungen Halbkugelsegmente mit der Brechzahl $n_D = 1{,}649$.

Der Drehtisch besitzt mehrere *Drehachsen*, für deren Bezeichnung die Nomenklatur nach Reinhard (1931) gewählt wurde: $N =$ Normalachse, $H =$ Horizontalachse, $A =$ Auxiliärachse, $K =$ Kontrollachse, $M =$ Mikroskopachse (vgl. Abb. 6).

Die *Normalachse* ist die Drehachse der inneren Kreisfläche, auf der sie senkrecht steht; sie dient zur Bestimmung des Drehwinkels n. Ablesung ganzer Winkelgrade am inneren Teilkreis von 0—360° im Uhrzeigersinn.

Die *Horizontalachse* ist die parallel der Mikroskopmedianebene gerichtete Kippachse der inneren Kreisfläche; die Ablesung ganzer Winkel erfolgt am aufklappbaren Wrightschen Bügel (Abb. 6). Es werden die Neigungen h abgelesen, die dem Präparat durch Kippen um die Achse H erteilt werden.

Die *Auxiliärachse* ist eine Drehachse des äußeren Tischringes, in der Null-Lage fällt sie mit der N-Achse zusammen; durch Drehen um A verändern die N- und H-Achse ihre Lage.

Die *Kontrollachse* ist die quer zur Mikroskopebene gerichtete Kippachse des äußeren Tischringes; sie wird durch die rechts vom Beobachter angebrachte Trommel (Abb. 6) bedient. Direkte Ablesung auch von Zehntelgraden am Nonius, nachdem die Kippstellung arretiert ist.

Die *Mikroskopachse* steht senkrecht zum drehbaren Mikroskopiertisch; bei Null-Lage von A und N fällt sie mit diesen zusammen. Bei orthoskopischer Beobachtung ist ein Schwenkungsbereich des Objektes nach allen Richtungen um $\sim 60°$, bei konoskopischer Betrachtung um $\sim 55°$ gegeben.

Bei den Messungen der Osteonachsenrichtungen bestimmte ich stets zuerst den Neigungswinkel der K-Achse, darauf denjenigen der H-Achse.

Ist durch Kippbewegung des U-Tisches um die K- und H-Achse die Raumlage der Achse eines Osteons festgestellt, so erfolgt deren Eintragung in eine flächentreue Kugelprojektion der unteren Hälfte einer Kugel, dem *Schmidtschen Netz* (Abb. 7). Auf diese Weise entsteht ein *Punktdiagramm* von allen in einem

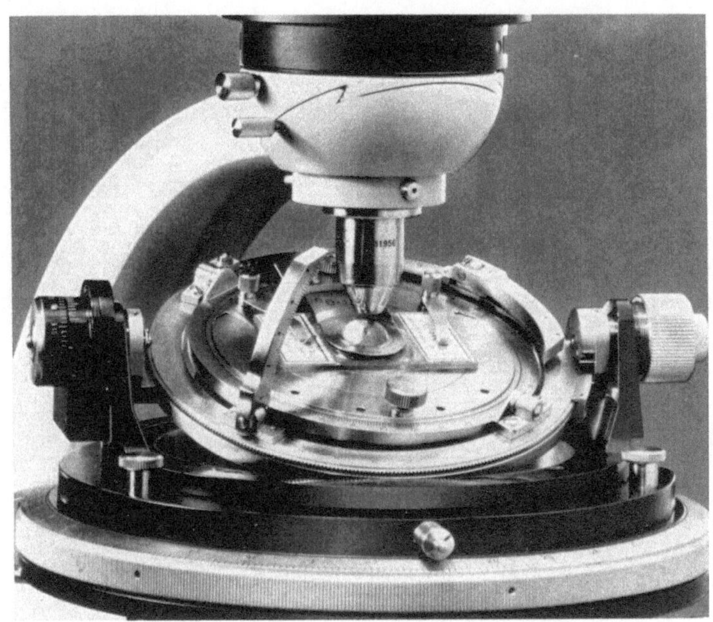

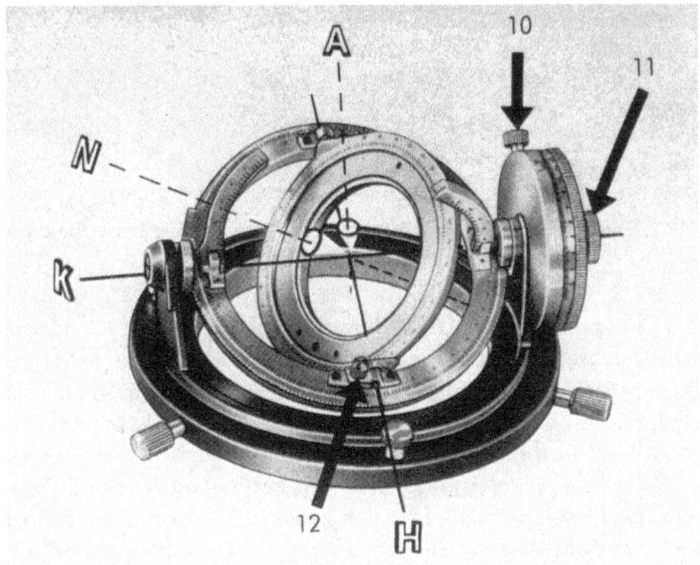

Abb. 6. Achsen des Universaldrehtisches (nach Zeiss). *N* Normalachse, *H* Horizontalachse, *A* Auxiliärachse, *K* Kontrollachse, *10* Rändelschraube zur Arretierung der Kippstellung von *K*, *11* Rändelknopf zur Klemmung der Drehstellung von *A*, *12* Vierkantschraube zur Arretierung von *H*

bestimmten Cortexbereich eingemessenen Osteonachsenrichtungen. Da diese bei den durchgeführten Messungen stets auf begrenztem Raum — im Bereich der ersten 20 Längs- und Breitengrade jederseits vom Netzmittelpunkt aus — zu-

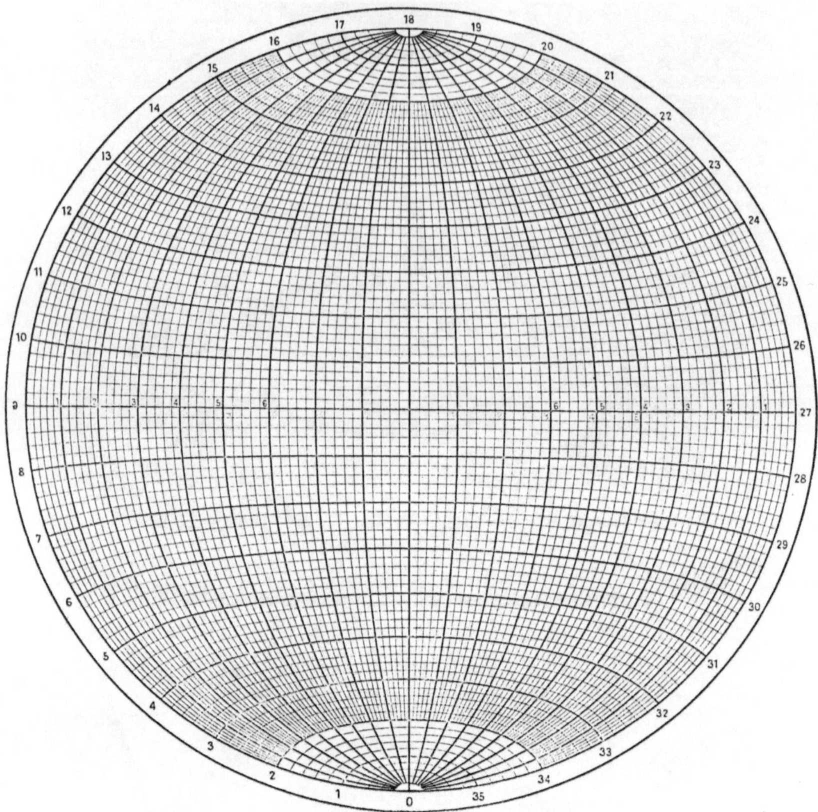

Abb. 7. Das Schmidtsche Gradnetz zur Anfertigung des Punktdiagramms

sammenfielen, genügte für die Darstellung der Meßresultate ein kleiner mittlerer Bezirk des Schmidtschen Netzes (Abb. 9).

Je größer die Besetzungsdichte eines bestimmten Netzareals mit Punkten ist, um so geringer sind die Winkelabweichungen zwischen den Achsenrichtungen der Osteone. Die *Auswertung der statistischen Häufigkeit* der Diagrammpunkte wurde mit Hilfe des Dimitrijevičschen Auszählnetzes (Abb. 8) durchgeführt, dessen Kreise bzw. Ellipsen je 1% der gesamten Netzfläche betragen. Durch Feststellung der Punktanzahl in den Kreisen bzw. Ellipsen erhält man eine Verteilungsdichte, die durch Isolinien dargestellt wird. So entstehen statt der Punktdiagramme *Isoliniendiagramme*, die einen quantitativen Vergleich bezüglich der Ähnlichkeit oder Nichtähnlichkeit der Osteonachsenrichtungen ermöglichen. Schließlich wurden für die Lagebeziehung zwischen den im Diagramm des Präparates gemessenen Osteonachsenrichtungen und denjenigen im Knochen ein *Koordinatensystem* für den Gesamtgefügebereich (den Knochen) festgelegt; dazu wurden — wie in der Kristallographie — drei rechtwinkelig zueinander stehende Koordinaten a, b, c verwendet (rhombisches Achsenkreuz). Die Raumlage der Gefügekoordinaten ist willkürlich, doch liegt es nahe, hierfür flächige

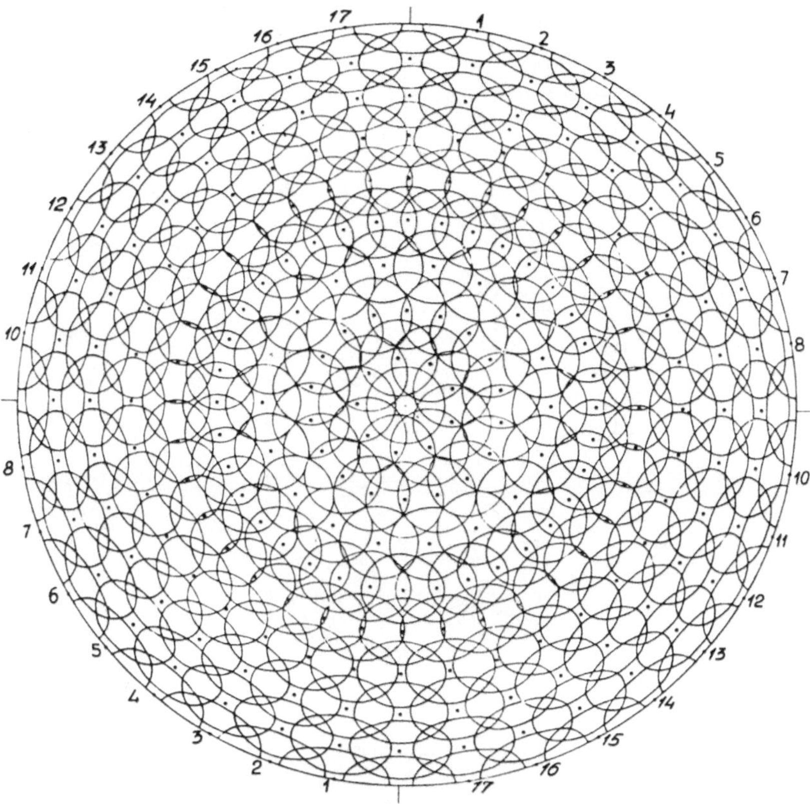

Abb. 8. Das Dimitrijevičsche Netz zur Auszählung des Punktdiagramms

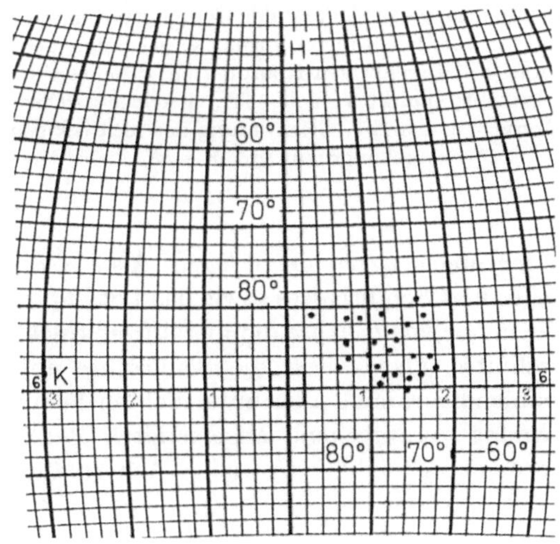

Abb. 9. Darstellung eines im zentralen Abschnitt des Schmidtschen Netzes gelegenen Punktdiagramms, entstanden durch Einmessung von 25 Osteonachsenrichtungen in einer medialen Zone eines dorsalen Anteils eines Transversalschnittes durch den Femurschaft. Auffallende Bündelung der Achsenrichtungen in zwei Quadranten rechts oberhalb der Netzmitte. Die Lage der Horizontalachse (*H*) und der Kontrollachse (*K*) während des Meßvorganges entspricht dem Diameter des NS-Meridians bzw. des Äquatorkreises

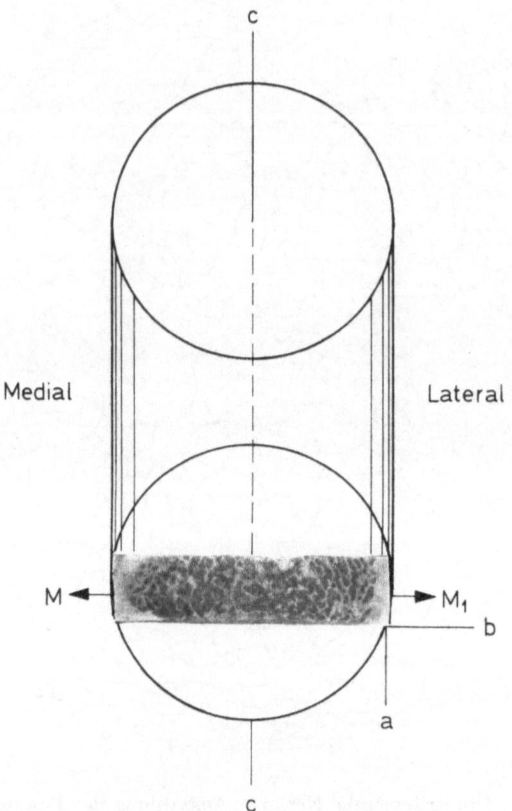

Abb. 10. Schema des Femurschaftes. Anlegung der Gefügekoordinaten zur eindeutigen Lagebeschreibung von Raumdaten (der Richtungen eingemessener Osteonachsen). M—M_1 Mittlerer frontaler Knochenabschnitt mit zugehörigen Koordinaten: *c*-Achse = Längsachse des Femurschaftes, führt durch den Mittelpunkt von M—M_1, b-Achse = Achse parallel zur Frontalschnittebene, a-Achse = $\perp$ *c* und *b*. Orientierung der rechteckigen Dünnschliffe: lagekongruent mit M—M_1

oder lineare Vorzugsrichtungen zugrunde zu legen: Als *c-Achse* wurde die Längsachse des Femurschaftes und Femurhalses sowie das Lot auf den Basisquerschnitt durch den Trochanter major, als *b-Achse* die hierauf senkrecht stehenden Längskanten der Frontalschnitte, als *a-Achse* die Senkrechte auf *c* und *b* gewählt (Abb. 10). In die Isoliniendiagramme aller untersuchten Femurquerschnitte wurden die ihrer Berechnung voraufgehend angefertigten Punktdiagramme eingetragen; außerdem wurden an Stelle der *H*- und *K*-Achsen die Gefügekoordinaten *a* und *b* eingesetzt.

E. Untersuchungsmaterial

Die Untersuchungen wurden an folgendem Knochenmaterial durchgeführt:

1. Coxales Ende des linksseitigen Oberschenkelknochens (Caput, Collum und proximale Diaphyse) eines 37jährigen knochengesunden Mannes, der an einem Herzinfarkt bei gleichzeitig bestehender Aorteninsuffizienz verstorben war.

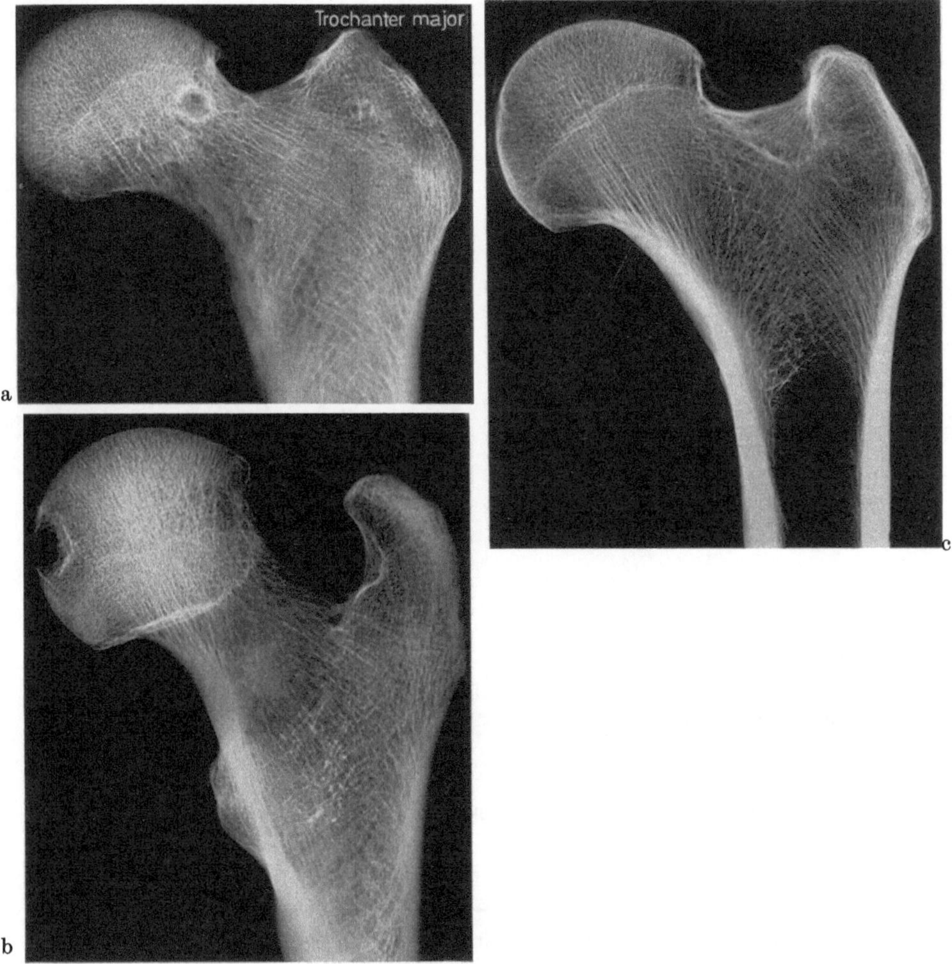

Abb. 11a—c. Röntgenogramme (Feinstfocusaufnahmen) des linksseitigen, coxalen Femurendes eines Erwachsenen. a Ventraler Frontalschnitt, b mittlerer Frontalschnitt, c dorsaler Frontalschnitt. Richtung und Verlauf der Spongioszüge (Trajektorien) zeigen in den 3 Schnitten deutliche Unterschiede

Nach 2wöchiger Härtung des Knochens in 5%iger Formalinlösung wurde das Femur für 8 Wochen zwecks Entwässerung und Entfettung zunächst in 70%igen Alkohol, darauf in eine Alkohol-Acetonlösung und schließlich in reines Aceton eingelegt. Das so präparierte Femurstück wurde durch 2 Frontalschnitte in drei Teile zersägt und diese an der Luft getrocknet. Danach Anfertigung eines Röntgenogramms in natürlicher Größe und in einer vergrößernden Feinstfocusaufnahme von jedem der drei Schnitte in a-p-Richtung (Abb. 11a—c). Das Ergebnis der Noniusmessung von Breite und Dicke der 3 Schnitte im Bereich des Femurhalses zeigt Tabelle 1. Die Messung des *Collo-Diaphysenwinkels* am ventralen Frontalschnitt ergab 120°.

2. *Linksseitiger Oberschenkelknochen eines 2 Tage alten Kindes*, das an einer Fallotschen Tetralogie verstorben war. Der 3tägigen Härtung des Knochens in 5%iger Formalinlösung folgte eine 2wöchige Entwässerung und Entfettung desselben in der oben beschriebenen Weise.

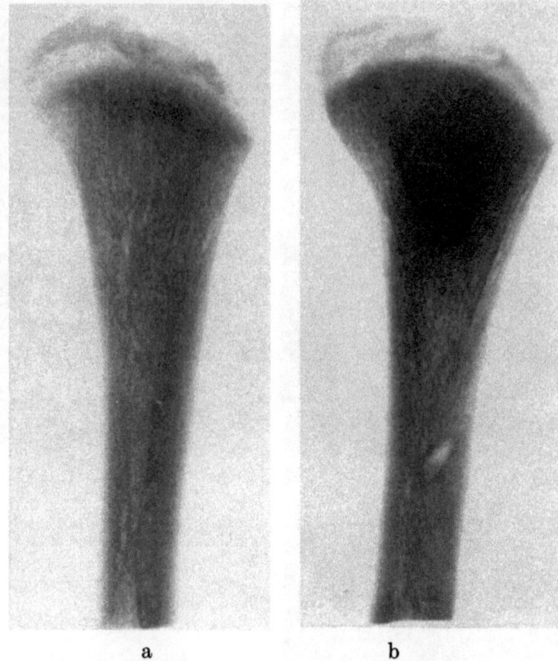

Abb. 12a u. b. Röntgenogramme (Feinstfocusaufnahmen) des linksseitigen coxalen Femurendes eines zwei Tage alten Kindes. a ventraler Frontalschnitt, b dorsaler Frontalschnitt

Tabelle 1

Femurhals des Erwachsenen	Breite (mm)	Dicke (mm)
Erster (ventraler) Frontalschnitt	27,6	8,5
Zweiter (mittlerer) Frontalschnitt	39,0	11,5
Dritter (dorsaler) Frontalschnitt	33,3	7,0

Tabelle 2

Femurhals des 2 Tage alten Kindes	Breite (mm)	Dicke (mm)
Erster (ventraler) Frontalschnitt	11,5	4,0
Zweiter (dorsaler) Frontalschnitt	12,4	7,0

Danach Abtrennung des distalen Femurteiles und Zersägung des coxalen Femurendes durch einen Frontalschnitt in zwei Hälften. Lufttrocknung. Anfertigung eines Röntgenogramms in natürlicher Größe und einer vergrößernden Feinstfocusaufnahme des ventralen und dorsalen Frontalschnittes (Abb. 12a und b) sowie Messung von Breite und Dicke der beiden Schnitte 11 mm unterhalb der proximalen Epiphysenlinie (Tabelle 2).

Alle Untersuchungen wurden am *nicht entkalkten* Knochen vorgenommen.

Beim Vergleich des Röntgenogramms des coxalen Femurendes des Erwachsenen mit demjenigen des Neugeborenen werden die *gestaltlichen und strukturellen Unterschiede des Oberschenkelknochens* in beiden Lebensabschnitten deutlich. Besonders auffällig ist, daß bei dem 2 Tage alten Kind der *Trochanter major* nur angedeutet zu erkennen ist. Er entwickelt sich zweifellos erst unter der starken Zugwirkung der mächtigen Abductorenmuskulatur (Tabelle 3), die am proximalen Ende des Trochanter major inseriert, zu dem kräftig vorspringenden Knochenfortsatz des Erwachsenen. *Die Gestalt des Trochanter ist also eine passivfunktionsabhängige.* Die Tatsache, daß äußere, auf die Oberfläche eines Knochens einwirkende Kräfte das Reliefbild desselben mitgestalten können, belegte bereits Roux (1889) mit dem Hinweis, daß beim *Fehlen des langen Kopfes des Bicepsmuskels* auch die Furche (Sulcus intertubercularis), in welcher normalerweise die Sehne dieses Muskels liegt, nicht angelegt ist. Benninghoff-Goerttler (1968) weisen darauf hin, daß die *dreieckige Form des Schienbeins* mit Rücksicht auf die anliegenden Muskeln entstanden ist: Fehlen diese oder sind sie frühzeitig gelähmt, dann verwirklicht der Knochen die materialärmere Minimumform mit *rundlichem* Querschnitt. Aber auch *Unterschiede in der Spongiosastruktur* des coxalen Femurendes beim Neugeborenen und beim Erwachsenen, d.h. beim nichtbelasteten und beim belasteten Oberschenkelknochen treten auf den Röntgenogrammen bereits deutlich in Erscheinung.

F. Gesteinsgefüge und Knochengefüge

1. Genität und Tropie

Die Gefügekunde wurde als wissenschaftliche Disziplin von Sander (1930) und W. Schmidt (1932) begründet, in deren Richtung u.a. auch die Arbeiten von Karl (1964) weiterführen. Sie umfaßt die Gesteinsbereiche von mikroskopischen bis megaskopischen Dimensionen. Nach Sander ist unter einem *Gesteinsgefüge* die *Summe aller Raumdaten in dem betrachteten Bereich* zu verstehen.

In allen Bereichen sind skalare und vektorielle Größen Gegenstand der gefügekundlichen Forschung. Die morphologisch-skalare Gefügekunde untersucht Gestalt, Festigkeit, stoffliche Zusammensetzung und — hauptsächlich — *Verteilung (Genität, Struktur, Habitus)*[2] der die Raumdaten bildenden Formelemente (Mineralkörner). Die funktional-vektorielle Gefügekunde untersucht die *Richtungen (Tropie, Textur, Tracht)*[3] der Formelemente im Raum. Verteilung von Formelementen (z.B. Mineralkörner) und Richtung derselben erlauben Rückschlüsse auf die Verteilung von *Bewegungen* und *Verformung (Deformation)*, die zur *Gefügeendgestalt* geführt haben.

Schon Sander sah in der Gefügekunde nicht ausschließlich eine Wissenschaft zur Erforschung des Gesteinsgefüges; er schreibt (1948): „Bedeutet es doch für so viele Begriffsfassungen der Gefügekunde, wenn sie auch bei der Untersuchung der Gesteine zum ersten Male eingeführt wurden, rundweg ein Mißverständnis, sie so beschränkt auf Gesteinsgefüge zu beziehen, wie es — die Folge hat es gezeigt — nicht nur stofflich oder methodisch selber eng begrenzte Sonderfächer getan haben."

---

2 Die Gefügekunde verwendet für die Begriffe Homogenität/Inhomogenität die Bezeichnung *Genität*, für die Abstufung derselben den Ausdruck *Genitätsgrad*. Das Wesen der Genität ist die Verteilung der Formelemente im betrachteten Gefügebereich. Dafür verwendet Karl in Anlehnung an die räumliche Anordnung der Flächen im Kristall die dort gebrauchte Bezeichnung Habitus analog für die Genität des Gefüges.

3 *Tracht* bedeutet in der Gefügekunde die Winkelbeziehungen zwischen Richtungen. Diese sind in der Kristallographie Lote auf Kristallflächen, in der Gefügekunde Lote auf Gefügeflächen oder singuläre Kristallrichtungen (Karl).

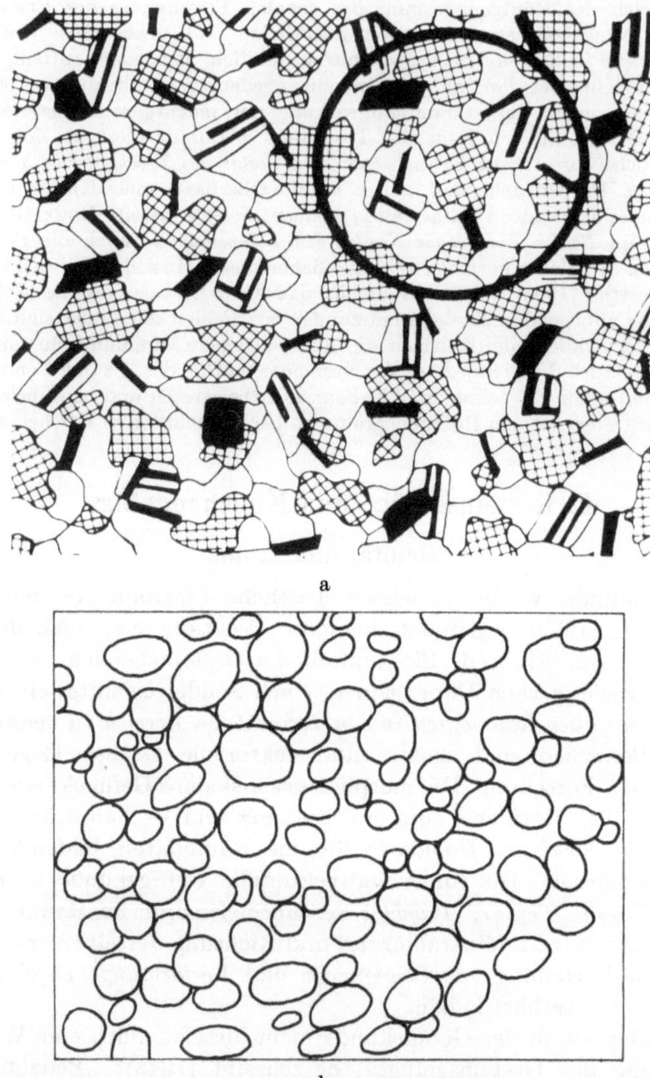

a

b

Abb. 13. a Korngefüge eines Granites (Quarz, Mikroklin, Biotit, Plagioklas). Das Gefüge ist homogen in bezug auf Kornart und Korngrößenverteilung. Der eingezeichnete Kreis zeigt etwa den kleinsten noch vertauschbaren Bereich (aus Karl, 1964). b Isotrope homogene Verteilung der Osteone im Bereich der ventralen Corticalis des linken Femur (transversaler, der Femurebene c—c_1 auf Abb. 23 entsprechender Dünnschliff)

Im folgenden soll untersucht werden, ob Begriffe der petrographischen Gefügekunde sinnvoll auf den Knochen angewendet werden können, d.h. ob eine ossäre Gefügekunde möglich ist. Karl (1964) wählte das Beispiel eines *Granits*, um eine richtungslose (isotrope) und sehr gleichmäßige (homogene) Verteilung der einzelnen Kornarten (Quarz, Mikroklin, Plagioklas, Biotit) und Korngrößen zu veran-

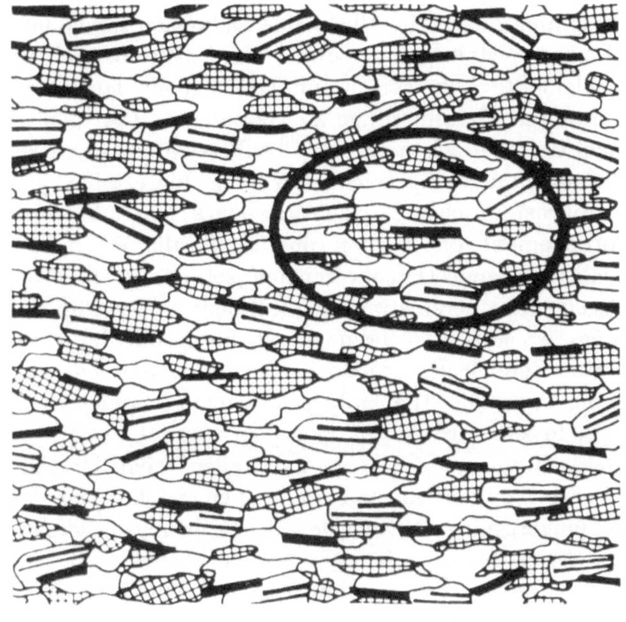

a

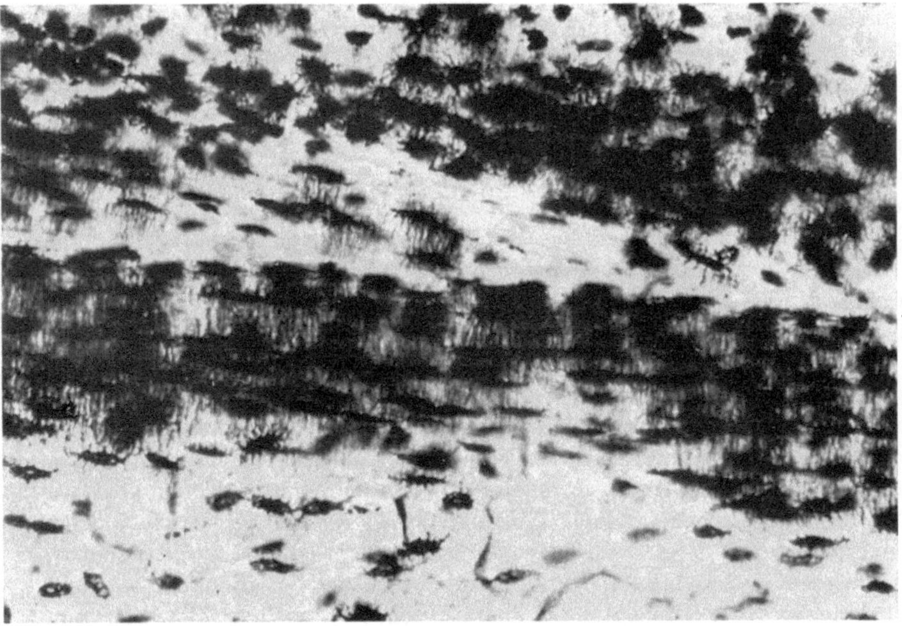

b

Abb. 14. a Korngefüge eines Granitgneises. Das Gefüge ist in bezug auf Kornart- und Korngrößenverteilung homogen anisotrop. Der kleinste homogene Teilbereich (eingezeichnete Ellipse) ist durch Translation oder Rotation um 180° vertauschbar (aus Karl, 1964). b In die längsgerichteten Tangentiallamellen der Corticalis des Femur eingeregelte Osteocyten. Hoher Tropiegrad. Anisotrope Homogenität innerhalb einzelner (am Bildrand gekennzeichneter) Lamellenabschnitte

schaulichen (Abb. 13a) und daraus die allgemeine Definition für hohen Genitätsgrad (Homogenität) eines Gesteinsgefüges abzuleiten: „Ein Bereich ist in bezug auf bestimmte Formelemente homogen, wenn Teilbereiche daraus miteinander vertauschbar sind, ohne das Gesamtgefüge zu verändern.“ Der Genitätsgrad ist um so höher, je kleiner der noch vertauschbare Teilbereich gewählt werden kann; dieser ist in Abb. 13a durch den eingezeichneten Kreis dargestellt.

Wählt man bei mikroskopischer Betrachtung eines *Knochens* (transversaler Dünnschliff) als Formelement das Osteon und stellt alle in einem Abschnitt der ventralen Corticalis gelegenen Osteone zeichnerisch dar (Abb. 13b), so ergibt sich formal eine weitgehende Übereinstimmung mit dem Korngefüge des Granits: Auch das Osteongefüge ist statistisch homogen in bezug auf die Verteilung der Osteone im betrachteten Bereich. Es ist jedoch zu betonen, daß ich diesen Befund nicht in allen Teilen der Corticalis erheben konnte, wovon in anderem Zusammenhang (S. 51, 63) die Rede sein wird.

Die auf Abb. 13a und b homogen (d.h. nach allen möglichen Richtungen) verteilten Formelemente können in anderen Fällen nach einer bestimmten *Richtungsorientierung* eingeregelt sein. Zwischen der Richtungslosigkeit (Isotropie) und der Gerichtetheit (Anisotropie) gibt es — wie bei der Genität — alle Übergänge. Der Grad der Tropie wird durch den *Grad der Einregelungsschärfe*, d.h. durch die Abweichung von der Parallelität zwischen den Richtungen der Formelemente bestimmt. Zur Verdeutlichung dieses Sachverhaltes wählte Karl das Beispiel eines in bezug auf die Kornart- und Korngrößenverteilung homogenen Granitgneisgefüges (Abb. 14a), das im Gegensatz zu dem auf Abb. 13a dargestellten Granit eine deutliche Anisotropie durch Parallelorientierung der Mineralkörner auf weist: Nunmehr sind nicht alle Teilbereiche willkürlich miteinander austauschbar, sondern der kleinste homogene Teilbereich — auf Abb. 14a durch eine Ellipse dargestellt — ist nur durch *Translation* (Parallelverschiebung) oder durch *Rotation* um 180° (Digyre steht senkrecht zur Bildfläche) vertauschbar. Es liegt eine *Translations-* oder *Rotationshomogenität* (anisotrope Homogenität) vor. Auch in der Corticalis des *menschlichen Knochens* lassen sich Strukturen nachweisen, die der auf Abb. 14a dargestellten Translationshomogenität durchaus entsprechen: In den äußeren Generallamellen (Tangentiallamellen, S. 9) der Corticalis des Femur zeigen die als Formelemente zu definierenden *Knochenzellen (Osteocyten)* eine ausgesprochene Parallelorientierung (Abb. 14b). Die Knochenhöhlchen, in denen die Osteocyten liegen, haben etwa die Gestalt eines Pflaumenkerns, die in Abhängigkeit von der Schnittrichtung mehr oder weniger deutlich zu erkennen ist: In der mittleren, dunkleren Tangentiallamelle auf Abb. 14b (Vergr. 200fach) ist die typische Form der Knochenhöhlchen besonders augenfällig, der Tropiegrad ein hoher, der kleinste Teilbereich nur durch Translation oder Rotation vertauschbar. In dem unteren, helleren Feld der Abbildung sind die Knochenhöhlchen und die darin eingebetteten Osteocyten mit ihren vielen, rechtwinkelig abzweigenden, zarten Fortsätzen überwiegend breitseitig getroffen; eine parallele Einregelung der Knochenhöhlchen ist zwar noch deutlich erkennbar, der Tropiegrad jedoch geringer als in dem oberen Bildabschnitt.

Außer den gestaltlich deutlich abgegrenzten Formelementen des Mikrobereiches (Mineralkörner, Osteone, Osteocyten) beobachtet man sowohl im Gestein als auch im Knochen *übergeordnete Gefügebauelemente*, die ebenfalls eine Genitäts-

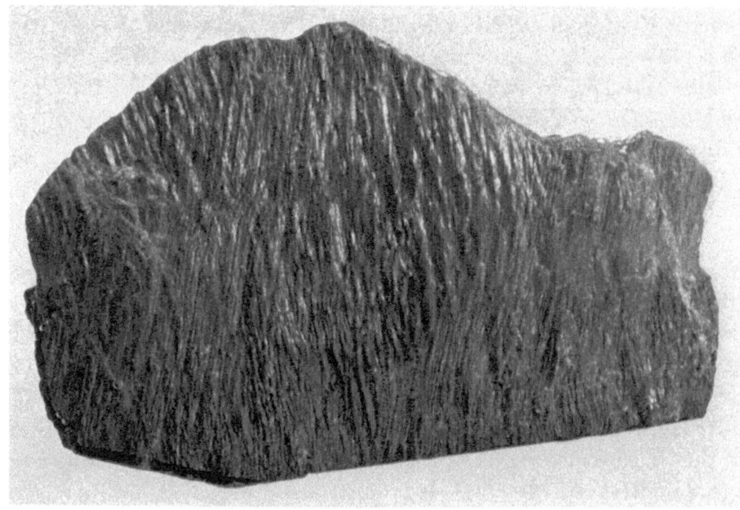

a

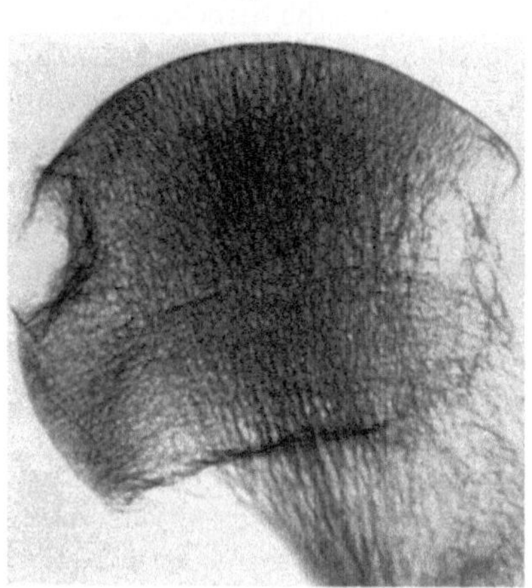

b

Abb. 15. a Handstück eines graphitführenden Phyllits mit spitzwinkelig überkreuzten B-Lineationen. Das Gefüge zeigt kleine Homogenbereiche in bezug auf die Verteilung von zwei Feinfältelungsrichtungen. Der Gesamtbereich ist inhomogen (Quarzphyllit, Hohe Tauern, aus Karl, 1964). b Trajektorienzüge im dorsalen Frontalschnitt des coxalen Femurendes. Bei Betrachtung kleiner Trajektorienabschnitte Homogenität, bei Betrachtung des Gesamtbereiches Inhomogenität

und Tropieanalyse ermöglichen: In der Petrographie sind es beispielsweise *B-Lineationen*, *Kluft-*, *Faltungs-* oder *s-Flächengefüge*, in der Substantia spongiosa des coxalen Femurendes die großen *Trajektorienzüge*, die gefügekundlich wiederum durchaus miteinander vergleichbar sind.

In Abb. 15a stellt Karl das Handstück eines *graphitführenden Phyllits* mit spitzwinkelig überkreuzten B-Lineationen dar: Das Gefüge zeigt mehrere kleine Homogenbereiche in bezug auf die Verteilung von zwei Feinfältelungsrichtungen;

der Gesamtbereich ist jedoch inhomogen. Bei dem Vergleich dieser Strukturen mit den sich rechtwinkelig überkreuzenden *Trajektorienbündeln* (S. 10) *im Femurkopf und -hals* (Abb. 15b) wird deutlich, daß auch hier kleine, gerichtete (anisotrope) Homogenbereiche abgrenzbar sind, der Gesamtbereich aber wie im Handstück durchaus inhomogen ist.

2. Intertexturen und Intercellularsubstanzen

Die Gefügekunde verharrt nicht bei der morphologischen Beschreibung des Gefüges, sondern versucht aus der Gefügeendgestalt die Ursachen zu erkennen, die sie bewirkt haben. Die gestaltliche Gefügekunde wird damit zu einer funktionalen, die sich zur Aufgabe setzt, aus Verteilung und Richtung der Bauelemente auf die Verteilung voraufgehender, die vorliegende Genität und Tropie veranlassender Bewegungen zu schließen. Ein gestaltlich definierter Ausgangskörper kann durch Einwirkung einer *äußeren Kraft (extern stress, Beanspruchung)* umgeformt (deformiert) werden.

Die *Verformung (Deformation, strain)* kann spontan rückläufig (elastisch), teilrückläufig (in der Dehnungskurve die Strecke zwischen Proportionalitätsgrenze und Fließgrenze) oder nicht rückläufig (plastisch) sein. Den *elastischen* und *plastischen Bewegungen* — als *unmittelbare Differential-* oder *Teilbewegungen* zusammengefaßt — stehen die *viscosen* oder *mittelbaren Teilbewegungen* gegenüber, die als ionale, atomare oder molekulare Bewegungen inter- oder intragranulär ablaufen und die einen Stofftransport in gelöstem Zustand vermitteln. *Das Bewegungsprinzip der unmittelbaren Bewegungen ist Zergleitung bzw. Zerreißung, der mittelbaren ist Stofftransport.*

Elastische und plastische Bewegungen sind die *Krustenbewegungen (orogene Bewegungen)*, viscose Bewegungen sind die *magmatischen Bewegungen.*

Der *Intergranularraum*, nach Karl allgemeiner als *Intertextur* oder *Grenzflächengefüge* gekennzeichnet (Abb. 16a), ist jedoch nicht nur Stofftransportweg, sondern auch der Ort, von dem aus viele physikalische und chemische Änderungen des Gefüges bewirkt werden. *Sein Festigkeitsverhalten ist der wichtigste Faktor für die Festigkeit des Gefüges bzw. für den Ablauf seiner Verformung.* Stoffmobilisation und Stoffbewegung im Bereich der Intertextur führen zu Rekristallisation, Umkristallisation, Abbildungskristallisation, d.h. kristalline Nachzeichnung von älteren Gefügemerkmalen (Karl) und zu anderen petrographischen Vorgängen. Die Abb. 16a ist so zu verstehen, daß zuerst Lösungen vorlagen, aus denen sich die Kristallskelete von Granat entwickelten.

Der Gedanke liegt nahe, *die Intertexturfüllungen mit den Intercellularsubstanzen des Organismus in Beziehung zu setzen:* Die zwischenzelligen Substanzen sind teils ungeformtes, teils typisch geformtes Material. Die *ungeformte* Intercellularsubstanz, eine eiweiß- bzw. mucopolysaccharidhaltige Flüssigkeit, füllt bereits die Spalträume zwischen dem fetalen Gewebe; ihr fällt sowohl in dieser Lebensperiode als auch postnatal die Aufgabe zu, nicht nur den Stofftransport zu vermitteln, sondern auch die chemischen und physikalischen Eigenschaften sowie die mechanische Leistung der Gewebe zu beeinflussen. In bemerkenswert ähnlicher Weise sieht Karl (1964) in den Intertexturen nicht nur Wege und Reaktionsgrenzen für Stoffaustauschvorgänge, sondern auch Wege bzw. Gleitbahnen der mecha-

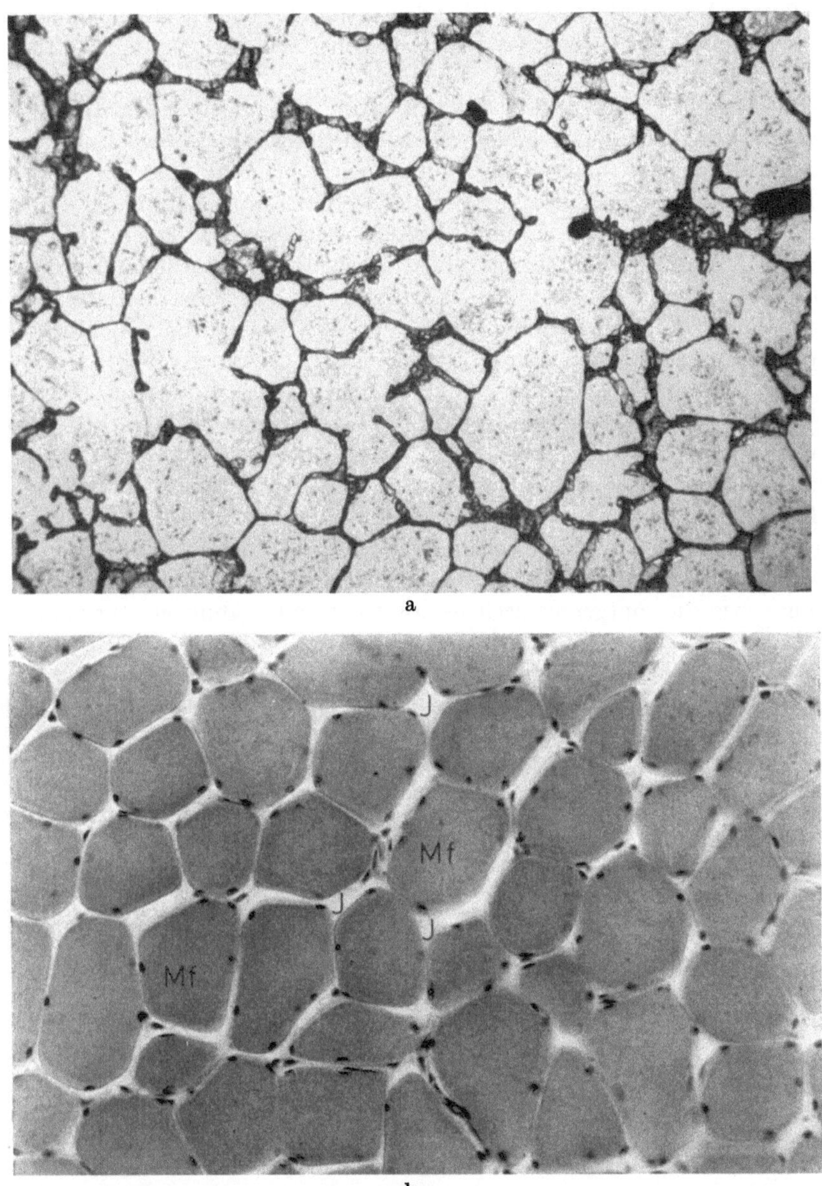

Abb. 16. a Quarzkorngefüge mit intergranularem Granat (aus Karl, 1964). b Querschnitt durch den M. sartorius eines Erwachsenen. Hämatoxylin-Eosin-Färbung. Vergr. 260mal. Die einzelnen Muskelfasern (*Mf*) sind von dem als geformte Intercellularsubstanz (*I*) anzusprechenden Sarkolemm umgeben (Phot. K. Jacob, Anat. Inst. Kiel)

nischen Verformung. Die Hauptmasse der *geformten* Intercellularsubstanz besteht aus Kollagenfasern. Die Entstehung derselben ist nicht geklärt, ihre cytoplasmatische Genese aus Bindegewebszellen ungewiß. Wahrscheinlicher ist, daß die

Intercellularsubstanz *nicht* zu den lebenden Bestandteilen des Organismus gehört, da ihr zwei kardinale Eigenschaften des Lebens, Reizbarkeit und Stoffwechsel, fehlen. Einige Befunde sprechen dafür, daß sich die geformte Intercellularsubstanz direkt in dem kolloidalen Substrat der ungeformten Intercellularsubstanz, also extracellulär, bildet. Die Möglichkeit einer solchen Entstehung ist diskutabel, weil in einer völlig homogenen Kollagenlösung das Erscheinen von Fibrillen unter dem Mikroskop verfolgt werden kann (Bargmann, 1967).

Jede Muskelfaser ist von einer Bindegewebshülle (Sarkolemm) umgeben. Diese ist für die *Festigkeit* der einzelnen Muskelfaser (und damit des Muskels) von derselben Bedeutung wie die Intertextur für die Festigkeit des Gefüges. Die Entfernung des Sarkolemms würde zur Folge haben, daß der Muskel „wie ein Brei auseinanderfließen würde" (Benninghoff-Goerttler, 1968). Das Sarkolemm, aus Bindegewebsfäserchen und Kollagenfasern bestehend (Bargmann, 1967), kann durchaus als eine geformte Intercellularsubstanz angesprochen werden.

Die kollagenen Fasern, die an dem Osteonaufbau wesentlich beteiligt sind (S. 8, 11), zeigen polarisationsmikroskopisch Doppelbrechung, jedoch sind sie — im Gegensatz zu den anorganischen Kristalliten — einachsig optisch positiv. Die wahrscheinlich extracelluläre Genese der Kollagenfasern, ihre Doppelbrechung sowie die röntgenologisch nachweisbare gitterähnliche Anordnung von Polypeptidketten (W. J. Schmidt, 1939) stützen die Theorie, daß die *Bildung kollagener Fasern einem mineralogischen Kristallisationsvorgang entsprechend ist und damit die Berechtigung des Versuchs, Intertexturen und Intercellularsubstanzen zu parallelisieren.*

Zusammengefaßt ergibt sich die folgende Gegenüberstellung:

1. *Intertextur* Intergranularraum	*Intercellularraum*
2. *Intertexturfüllung*	*Intercellularsubstanz*
a) ungeformt gelöste ionale, atomare, molekulare Teilchen	gelöstes Eiweiß
b) geformt Kristallneubildung Rekristallisate Umkristallisate Abbildungskristallisate	Kollagenfasern (weder Reizbarkeit noch Stoffwechsel, d. h. Fehlen primitiver Lebensphänomene; Polypeptide von gitterartiger Struktur)
c) Funktion bestimmt Festigkeitsverhalten (Teilbeweglichkeitsgrad)	bestimmt Festigkeit, z. B. des Muskelgewebes

3. Beanspruchungen und Spannungen

Noch ein dritter Vergleich zwischen petrographischer und ossärer Gefügekunde bietet sich an:

Die erstere versucht aus der Gefügeendgestalt auf die voraufgehende, zur Deformation führende *Krafteinwirkung (Beanspruchung, extern stress)* zu schließen, d.h. ihre heuristische Methode ist eine induktive. Der beanspruchte Körper reagiert mit *Spannungen (Zerrkräfte, intern stress)*, d.h. mit Kräften, die im Körperinneren als Reaktion auf die Beanspruchung auftreten.

Spannung (σ) ist in der Definition für Idealfestkörper (Hookescher Körper): Formänderung (Dehnung ε) mal Elastizitätsmodul ($\sigma = \varepsilon \cdot E$).

Die allgemeine Definition des Elastizitätsmoduls (= elastischer Widerstand, E) ist der reziproke Wert des Elastizitätskoeffizienten; dieser beträgt bei Belastung z.B. eines Silberstabes von 1 m Länge und 1 mm² Querschnitt mit 1 kg = 0,14 mm. Der Elastizitätsmodul E kann, gültig für einachsiges Material (Stab) und für Festigkeitsisotropie definiert werden als $E = (p \cdot l)/\Delta l$, wobei p = Außenkraft, l = anfangs vorhandene Stablänge, Δl = Differenz der Längenänderung ist.

Wird p als σ gekennzeichnet, so kann die Formel auch mit $E = \sigma/\varepsilon$ angegeben werden. Verdoppelt sich die Stablänge durch p oder σ, so wird $E = l/\Delta l = 1$. Da die Zeit (Geschwindigkeit) in dieser Formel nicht berücksichtigt ist, hat sie nur beschränkte Gültigkeit. Im Dehnungs(Verformungs)vorgang des einachsigen Stabes wird er nicht nur länger, sondern zugleich dünner. Die als μ bezeichnete Querdehnungszahl (Kompensationszahl) ist definiert durch den Quotienten: Stabquerschnitt vor/nach der Verformung.

Statt μ wird in der Regel der reziproke Wert mit dem Symbol $1/m$ (Poissonsche Zahl) gebraucht.

Für das Zustandekommen einer irreversiblen *Verformung* des Gefüges sind 3 Faktoren von grundsätzlicher Bedeutung: 1. Beanspruchung bzw. hierdurch induzierte Spannung, 2. Geschwindigkeit der äußeren Krafteinwirkung, 3. Materialbeschaffenheit und -verhalten (Festigkeitsanisotropie, Inhomogenitäten, Teilbeweglichkeitsgrad).

Um den Einfluß der Zeit und der Materialbeschaffenheit auszuschließen, untersuchten Schmidt und Lindley (1939) die Kraft- bzw. Spannungsverteilungen theoretisch in einem *homogenen, isotropen Körperelement infinitesimaler Beschaffenheit.*

Durch das Körperelement können beliebig viele Ebenen gelegt werden, an denen die resultierende Außenkraft — im Parallelogramm der Kräfte als Diagonale aus Normalkraft (N) und Tangentialkraft (T) dargestellt — angreifen kann. Sollten mehr als 2 nach Größe und Richtung verschiedene Vektoren als extern stress wirksam werden, so ist die resultierende Oberflächendruckkraft das Ergebnis vorausgehender Einzelbestimmungen der Vektoren in Kräfteparallelogrammen. Von allen möglichen Ebenen sind 3 normal (senkrecht) aufeinander stehende als bevorzugte Ebenen *(Hauptebenen)* anzusprechen. Die auf ihnen normal stehenden Kräfte werden als *Hauptnormalkräfte* (N_1, N_2, N_3), die ihnen entgegenwirkenden Spannungen als *Hauptnormalspannungen* (σ_1, σ_2, σ_3) bezeichnet; die der Tangentialkraft entsprechenden Tangentialspannungen (τ) sind in dieser speziellen Anordnung = Null. Sind Größe und Richtung der resultierenden Außenkraft bekannt, so kann bei normaler Stellung der 3 Hauptnormalspannungen für jede beliebige Ebene im Körperelement die Spannungsverteilung bestimmt werden. Bringt man die Hauptnormalspannungen in die Abhängigkeit gleicher Zahlenverhältnisse ($\sigma_1 : \sigma_2 : \sigma_3$), so erfährt die unendlich große Zahl möglicher Spannungszustände eine Einschränkung auf *4 typische Grenzfälle:*

1. $\sigma_1 = \sigma_2 = \sigma_3$: *sphärischer Beanspruchungszustand:*
2. $\sigma_1 > \sigma_3$; $\sigma_2 = 0$ (z.B. $\sigma_1 = 5$, $\sigma_3 = -5$, $\sigma_2 = 0$): *zweiachsiger oder ebener Beanspruchungszustand;*
3. $\sigma_1 > \sigma_2 > \sigma_3$ (z.B. $\sigma_1 = 6$, $\sigma_2 = -4$, $\sigma_3 = -2$): *dreiachsiger Beanspruchungszustand (Anordnung der Spannungen in einem dreiachsigen Ellipsoid);*
4. $\sigma_1 > \sigma_2$; $\sigma_2 = \sigma_3$ (z.B. $\sigma_1 = 6{,}6$; $\sigma_2 = \sigma_3 = -3{,}3$): *axialer Beanspruchungszustand (Anordnungen der Spannungen in einem Rotationsellipsoid).*

Zulässige Spannungen sind diejenigen, mit denen ein Körper belastet werden kann, ohne eine bleibende (plastische) Formänderung zu erfahren. Solange keine irreversible Deformation ensteht, befinden sich Extern- und Internstress im Gleichgewicht.

Extrapoliert man von dem infinitesimalen Körperelement auf das durch bestimmte Faktoren beeinflußte Material im endlichen Bereich, so stößt der Übertragungsversuch auf logische Schwierigkeiten. Spannungsverteilungen im Bereich isotroper oder anisotroper plastischer und viscoser Verformungen geben keine Auskunft über Beanspruchungsverteilungen: *Die Gefügeendgestalt ist nur Abbild der letzten Spannungen:* eine Einsicht in vorausgehende Beanspruchungsverteilungen kann nur auf experimentellem Wege erhalten werden. Der Analogieschluß auf das Gefügebild ist zulässig.

Karl (1964) betont nachdrücklich, daß „für die Anwendung der Gefügekunde in der Petrotektonik die Analyse der Verteilung von Formelementen die Voraussetzung für jede Bewegungssynthese und damit auch für alle Schlußfolgerungen auf Orientierung des Spannungs- und Kräfteplanes ist. Ohne Prüfung der Genität bleiben tektonische Synthesen unkontrollierte Spekulationen". *Dasselbe gilt für die ossäre Gefügekunde:* Die Feststellung der Genität und Tropie der Formelemente im Knochen ist die Grundlage für die Erforschung seiner funktionellen Gestalt und Struktur.

Es stellt sich also die Aufgabe, voraufgehende, andauernde oder künstlich veranlaßte (Tierversuche) Beanspruchungen des Oberschenkelknochens mit seiner Gestalt und seiner Feinstruktur in einen kausalen Zusammenhang zu bringen. Die Schwierigkeiten, die einem solchen wiederholt unternommenen Versuch entgegenstehen, sind auch gegenwärtig erst teilweise behoben.

Die *Beanspruchung des Hüftgelenks* wird im wesentlichen bestimmt von der Größe der Resultierenden der auf das Gelenk einwirkenden Kräfte sowie von der Größe der tragenden Gelenkfläche. Die einwirkenden Kräfte setzen sich aus Körpergewicht (K) und Muskelkraft (M) zusammen. Ist nur *ein* Hüftgelenk belastet, so ist das jetzt gültige Teilgewicht (T) = Gesamtgewicht abzüglich Standbeingewicht. Exakt berechenbar ist nur T, für M geben Amtmann und Kummer (1968) die Gleichung an

$$M = \frac{d_5}{h} \cdot T,$$

wobei d_5 und h nur indirekt bestimmbare Hebelarme sind. Diese Unsicherheit wird durch individuelle Verschiedenheiten der Beanspruchungsgröße und -art des Gelenkes, ferner durch Einflüsse von Alter und Geschlecht, Rasse, konstitutionellen Eigentümlichkeiten, Erkrankungen und der absoluten Körperlänge (Galilei, 1638) noch erhöht.

Diese Hinweise machen verständlich, daß nicht nur die *Feinstruktur*, sondern auch die *äußere Gestalt* des Femur individuelle Unterschiede erkennen lassen; hierfür zwei Beispiele:

1. Die Größe des Winkels zwischen Schenkelhals und anatomischer Längsachse[4] des Schaftes (*Collo-Diaphysenwinkel*, s. Abb. 23) beträgt im Durchschnitt 125—126°, kann jedoch nicht selten 120—133°, in Ausnahmen sogar 115—140° betragen.

2. Bei Bestimmung des *Torsionswinkels* (Verdrehung des Femurhalses gegen die frontale Kniegelenksachse) zeigt sich, daß die Schenkelhalsachse meistens medial-vorwärts gerichtet

4 Beim aufrechtstehenden Menschen liegt der Mittelpunkt des Hüftgelenkes vertikal über der Mitte des Kniegelenkes und vertikal über der Mitte des Sprunggelenkes. Mit dieser *mechanischen Längsachse* (Druckrichtung) fällt aber die *anatomische Femurlängsachse* nicht zusammen, sie bildet vielmehr mit ersterer einen nach oben offenen individuell verschiedenen Winkel, dessen mittlere Größe 5—7° beträgt (Abb. 17).

ist, in etwa 10% der Fälle aber ist sie umgekehrt medial-rückwärts gestellt; der Torsionswinkel kann im ersteren Fall bis zu 37°, im letzteren bis zu 25° betragen, seine mittlere Größe wird mit 11—12° angegeben.

Für die Deutung der im folgenden besprochenen Untersuchungsergebnisse ist eine kurze Erörterung der *Mechanik des Hüftgelenkes* und des *coxalen Femurendes* notwendig:

1. Werden beide Oberschenkelknochen *bei Stand auf beiden Beinen* symmetrisch belastet, so führt ein durch das Becken in der Schwerelinie gelegter Frontalschnitt durch den ersten Kreuzbeinwirbel, die Mittelpunkte der beiden Hüftgelenke sowie die unteren beiden Schambeinäste. Die auf dem Kreuzbein lastende Körperschwere, die durch Vermittlung der beiden Kreuz-Darmbeinfugen auf die hinteren Beckenteile als Zugkraft einwirkt, *wird zu gleichen Teilen auf die beiden Oberschenkelköpfe übertragen.* Die Verbindungslinie der beiden Hüftgelenkmittelpunkte kann als ein im Mittel 8,6 cm langer Halbmesser (Fick, 1911) und der darübergelegte Kreisabschnitt als ein knöchernes Gewölbe von großer Festigkeit vorgestellt werden. Ein seitliches Ausweichen der Gewölbeschenkel wird durch die beide Schambeine verbindende Schoßfuge verhindert, die der Querspannung entgegenwirkt. Die Tragkraft der seitlichen Gewölbebalken beträgt nach Lesshaft (1893; Mittelwert aus 12 Bestimmungen) 1254 kg; bei Überbeanspruchung erfolgt Zerbrechung in der Regel im Dach der Gelenkpfanne. Eine Symmetrie beider Körperhälften vorausgesetzt, trägt jeder Femurkopf die Hälfte der Rumpflast (Abb. 18). Dieser Druck wird jederseits in die beiden Komponenten D und Z zerlegt, D wirkt senkrecht zu Gelenkspalte, Z in Richtung derselben. D ist die Richtung der Druckübertragung über den seitlichen Gewölbpfeiler auf den Oberschenkel. Z bewirkt eine Anspannung der Gelenkbänder, wodurch jederseits ein Druck auf den Oberschenkel ausgeübt wird. Die Zugkomponente Z wird von Fick (1911) als

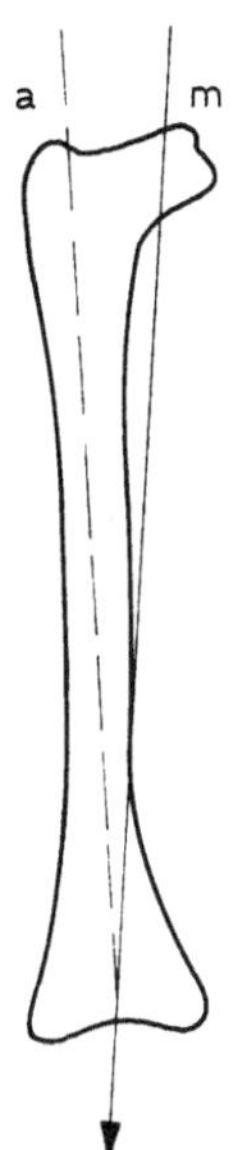

Abb. 17. Winkel zwischen der mechanischen Längsachse (Druckrichtung) und der anatomischen Längsachse des Femur. *a* Anatomische Längsachse, *m* mechanische Längsachse

$$\frac{S}{2} \cdot \sin \varphi$$

definiert.

2. Eine andere gelenkmechanische Situation tritt ein, wenn *abwechselnd das rechte und das linke Bein belastet werden*, wie es *beim Gehen* der Fall ist. Dabei können wegen der Gelenkspalte nach Kummer (1968) an jeder Stelle des Gelenks nur senkrecht auf der Gelenkoberfläche stehende Kräfte übertragen werden, die von einem Maximum am Pol auf den Nullwert am Äquator abnehmen (Abb. 19). Die gleichgroßen Teilkräfte (p), in welche die Gelenkresultierende (R) zerlegt gedacht ist, treffen in unterschiedlichem Winkel auf die Gelenkoberfläche; sie sind über die Projektion derselben in eine zur Richtung von R senkrechten Ebene

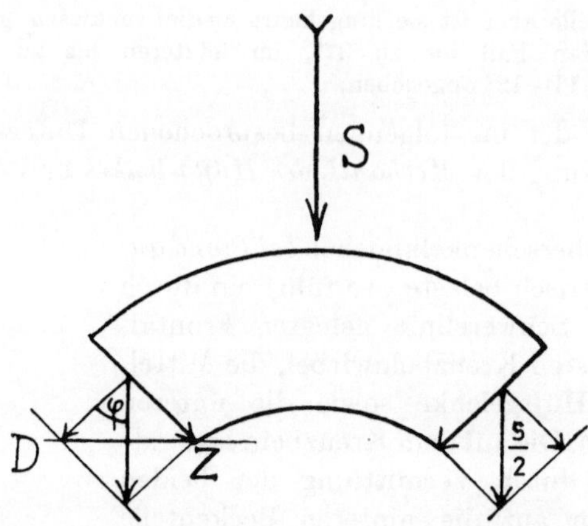

Abb. 18. Zerlegung der über das Kreuzbein auf jeden Femurkopf wirkenden Rumpflast (S) in eine Druck (D)- und Zugkomponente (Z) (aus Fick, 1911)

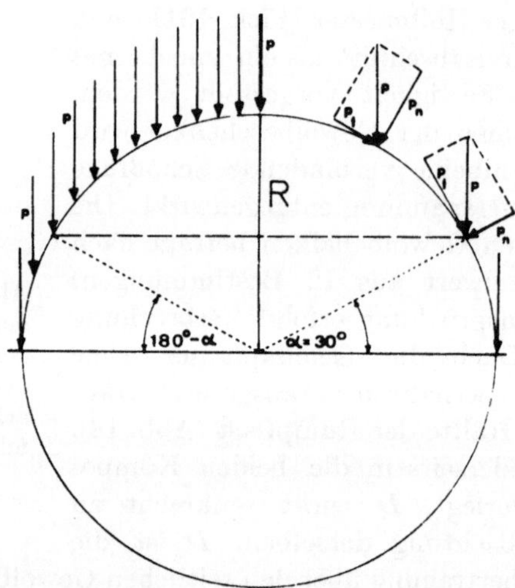

Abb. 19. Bestimmung der an der Hüftgelenkfläche übertragenen Normalkräfte (nach Kummer, 1968). R Gelenkresultierende, p Zerlegung von R in gleich große, zur R parallele Teilkräfte, deren Summe R ergibt, α Winkel zwischen dem Kugeläquator und einem beliebigen Punkt der Gelenkoberfläche, $p_n = p \cdot \sin\alpha$, $p_t = p \cdot \cos\alpha$

verteilt. Im Kräfteparallelogramm können die Teilkräfte p in die beiden Komponenten p_n und p_t zerlegt werden, *von denen nur die auf der Gelenkfläche senkrecht stehende Komponente (= Normalkomponente p_n) von einer Gelenkfläche auf die andere übertragen wird (Druckübertragung)*. Die Tangentialkomponenten (p_t) wirken drehend auf die Gelenkoberfläche und werden durch gleichgroße, aber entgegengesetzte p_t-Kräfte der anderen Gelenkseite kompensiert.

Zur Verdeutlichung der *Belastung des Femur während der Standbeinperiode* hat Pauwels (1965) eine schematische Darstellung gegeben: Beim symmetrischen

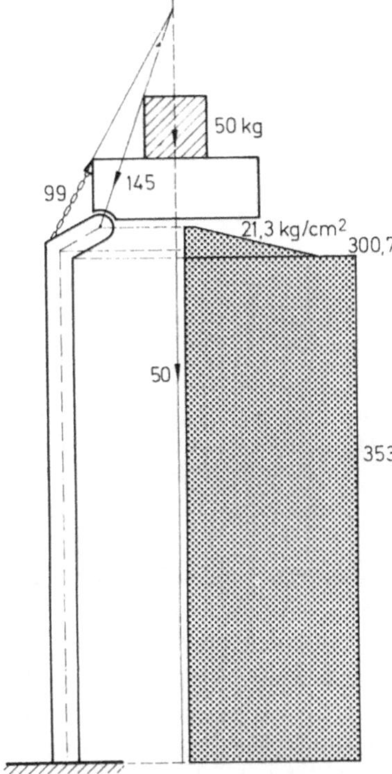

Abb. 20. Schematische Darstellung des einseitig belasteten Beinskelets. Einzelheiten s. Text (aus Pauwels, 1965)

Stand auf beiden Beinen wird eine Körperlast von beispielsweise 50 kg gleichmäßig auf beide Beine mit je 25 kg (= 5 kg/cm²) verteilt. Nach Wegnahme eines Beines wird das verbleibende nicht nur durch den Gesamtdruck der Körperlast (= 10 kg/cm²), sondern zusätzlich wegen der ausmittigen Lage der Last zum Standbein auf Biegung beansprucht, wodurch sich die Gesamtbeanspruchung auf das 45fache (228 kg/cm²) erhöht. Wird nunmehr am oberen Säulenende ein das Hüftgelenk darstellendes Gelenk eingefügt (Abb. 20), so würde das Becken in Richtung des Spielbeins absinken, wenn nicht die Abductorenmuskulatur (Tabelle 3) der Standbeinseite dem Absinken entgegenwirken und das Becken in horizontaler Lage fixieren würde[5]. Der Abductorenmuskulatur entspricht auf Abb. 20 die Kette. Um die Drehwirkung derselben möglichst ausgiebig zu gestalten, muß ihr Abstand vom Drehpunkt des Gelenkes, d.h. ihr Hebelarm, möglichst groß gewählt werden. Dies wird durch Abwinkelung der Säule im Ansatzpunkt der Kette nach außen erreicht[6]. Auf das *obere Säulenende* wirken mithin *zwei Kräfte* ein: die ***Rumpflast (Druckbeanspruchung)*** und der

5 Dieselbe Funktion wie die Abductorenmuskulatur hat das *Ligamentum iliofemorale Bertini* (S. 40).

6 In vivo ist die Abwinkelung zwischen Femurhals und Femurschaft (Trochanter major, Abb. 11a) eine Folge der Zugwirkung der Abductorenmuskulatur.

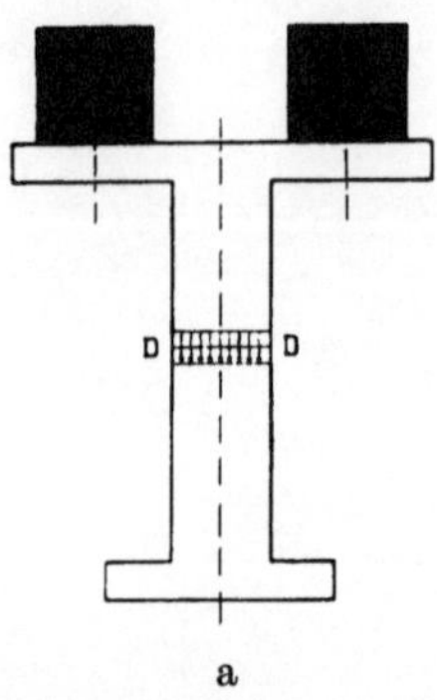

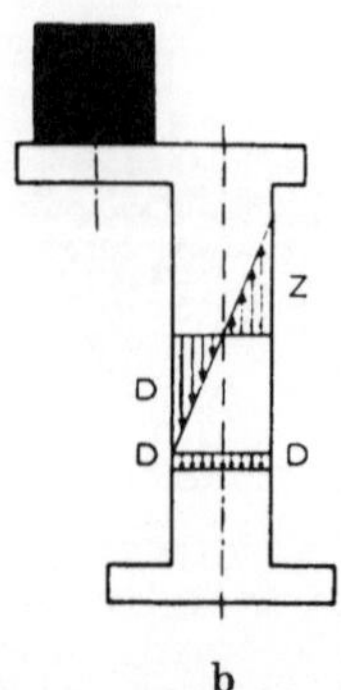

Abb. 21 a u. b. Auftreten von Druck- und Zugspannung in einer Säule bei verschiedenartiger Belastung. a Gleichmäßige Verteilung der Last, *DD* resultierende reine Druckspannung; b ungleichmäßige Verteilung der Last, Auftreten von *D* Druckspannung, *Z* Zugspannung (nach Pauwels, 1965)

Zug der die Abductorenmuskulatur darstellenden Kette. Pauwels errechnet, daß die Resultierende, die einerseits durch den Schnittpunkt beider Kräfte, andererseits durch das Drehzentrum des Gelenkes verläuft, 50 kg Rumpflast und 99 kg Zugbeanspruchung $= 145$ kg beträgt. In Wirklichkeit aber ist der auf dem oberen Säulenende lastende extern stress bedeutend geringer, weil wegen der fortlaufenden Verkleinerung des Abstandes der Resultierenden von der Säulenachse die Biegungsbeanspruchung kontinuierlich abnimmt. Im *Gelenkzentrum* ist sie aufgehoben und hierdurch dessen Beanspruchung von 228 kg/cm^2 auf $\sim ^1/_{10} =$ 21,3 kg/cm^2 reduziert. *Im Querschnitt des Gelenkzentrums herrscht ausschließlich Druckbeanspruchung, die sich auf den Femurhals etwa in der Richtung dessen Längsachse fortsetzt.*

3. Während der Femurhals vorwiegend nur auf axialen Druck beansprucht wird, wirkt auf den *Femurschaft* zusätzlich exzentrisch angreifender Druck. Diese Ausmittigkeit kommt dadurch zustande, daß die mechanische (druckübertragende) mit der anatomischen Längsachse des Femur einen proximalwärts offenen Winkel von durchschnittlich 5—7° bildet (Abb. 17 und Fußnote 4). Nur exzentrisch angreifende Kräfte aber können Biegungs-, Abscherungs- oder Torsionsspannungen im belasteten Körper (Säule, Knochen) bewirken. Die Spannungsgröße ist abhängig von der Größe des extern stress und von der Querschnittsfläche des Körpers. Erhöhung der Beanspruchung oder Verkleinerung des Querschnitts wirken gleichsinnig auf die Spannungsgröße. Verläuft die wirkende Druckkraft *axial im zentralen Kern* des Körpers, so treten in diesem die Spannungen in gleichmäßiger Verteilung auf. Verläuft die wirkende Kraft aber *exzentrisch*, so sind nicht nur *ungleichmäßig* über den Querschnitt des Körpers verteilte Druckspannungen die Folge, sondern zusätzlich zu diesen treten *Zugspannungen*, u.U. auch Schubspannungen auf, wie Abb. 21 verdeutlicht.

Es liegt nunmehr eine *ausmittig verursachte Biegung* vor. Für die eigenen Untersuchungen ist der Hinweis von Bedeutung, daß im belasteten Körper die aus der Druck- und Biegungsbeanspruchung resultierenden Spannungen sich summieren, derart, daß in den Randgebieten der *Dehnungsseite* die Addition von Druck- und entgegengerichter Zugspannung zu einer *Verringerung der Druckspannung* führt, in den Randgebieten der *Stauchungsseite* aber die Addition von (primärem) Belastungs- und (sekundärem) Biegungsdruck eine *Vergrößerung der Druckspannung* zur Folge hat.

Pauwels (1965) zeigte im Modellversuch, daß die Biegebeanspruchung *verschiedenartig schräg stehender Säulen* eine verschiedene ist, weil die Größenverteilung der Biegebeanspruchung über die Säulenlänge sowie der Biegungssinn durch die Lage der Last-Wirkungslinie zur Säulenachse bestimmt wird. Bei Übertragung dieser Versuche auf die *Mechanik des Beinskelets* wird deutlich, daß die Größenverteilung der Biegebeanspruchung am Ober- und Unterschenkelknochen während der Bewegung des Beines nacheinander eine verschiedene ist; es wechselt aber nicht nur diese, sondern auch der Biegungssinn, der im oberen und unteren Abschnitt der Röhrenknochen ein umgekehrtes Vorzeichen haben kann. Wo die Rumpflast die Säulenachse schneidet, ist die Biegebeanspruchung = Null; sie nimmt distal- und proximalwärts mit zunehmendem Abstand der Druckrichtung von der Säulenachse fortlaufend zu. Schneiden sich Säulen- und Wirkungsachse in der Mitte der Röhrenknochen, so fehlt hier wieder die Biegungsbeanspruchung, die an den beiden Enden der Knochen gegensinnig ihren größten Wert erreicht.

Diese Ausführungen sollen zeigen, wie kompliziert die Beanspruchungsarten und -größen des Oberschenkelknochens sind. Eine größere Zahl weiterer Faktoren kommt hinzu: Außer der *Zugwirkung von Muskeln* spielt diejenige von *Bändern*, ferner die diskontinuierliche Beanspruchung des Femur durch die *stoßweise Pulsation intraossär gelegener Blutgefäße* sowie die *Verformung des Gelenkknorpels bei Belastung* (Abflachung infolge eines Tangentialschubes zwischen oberflächlich und tiefer gelegenen Knorpelflächen) eine Rolle. Dazu kommen *vom Periost ausgehende Zugbeanspruchungen*, die zu etwa parallel zur Knochenachse verlaufenden Spannungen deshalb führen, weil die in die Tangentialfaserschicht des Knorpels sich fortsetzende Faserschicht des Periosts den Knochen wie eine Hülle umgibt, die beim Wachstum desselben gestreckt wird.

G. Bemerkung über die Bänder und Muskeln des Hüftgelenkes

Es folgen einige Bemerkungen über Bänder und Muskeln des Hüftgelenkes, soweit sie auf die Struktur und Funktion des Femur Einfluß nehmen.

1. Bänder

Die Bewegungen im Hüftgelenk (Beugung und Streckung, Ab- und Anziehung, Längskreiselung, d.h. Außen- und Innenrotation) erfahren zunächst infolge der Umgreifung des Femurkopfes durch einen *faserknorpeligen Ring* (Labium articulare), der einen um etwa 2 cm kleineren Halbmesser als der Äquator der Femurkopfkugel hat, eine Bremsung, so daß das Gelenk nur mit Einschränkung als ein Kugelgelenk, richtiger als ein Nußgelenk zu bezeichnen ist. Dazu kommt, daß auch die 3 *Verstärkungsbänder* der Kapsel des Hüftgelenkes (Ligamentum iliofemorale Bertini, Lig. pubofemorale und Lig. ischiofemorale) seine Bewegungsmöglichkeiten hemmen. Die schraubenartig angeordneten Gelenkbänder zeigen bereits bei normaler aufrechter Körperhaltung eine gewisse Anspannung, die bei der Streckung des Femur bedeutend zunimmt, wobei sich die „Bänderschraube“ zudreht, der Gelenkkopf in die Pfanne gepreßt und das Hüftgelenk auf solche Weise festgestellt wird.

Tabelle 3. *Muskulatur*

Name des Muskels	Ursprung	Insertion
1. *M. iliopsoas*	XII. Brust- bis IV. Lendenwirbel; Fossa iliaca	Trochanter minor
2. *M. tensor fasciae latae*	Spina iliaca ventralis	Tractus iliotibialis (Condylus fibularis tibiae)
3. *M. glutaeus maximus*	Grenze zwischen Darm- und Kreuzbein	1. Tuberositas glutaea femoris 2. Tractus iliotibialis
4. *M. adductor magnus*	Schambein	1. Linea aspera 2. Epicondylus medialis femoris
M. adductor brevis	Schambein	Linea aspera
M. adductor longus	Schambein	Linea aspera
5. *M. pectineus*	Pecten ossis pubis	Linea pectinea
6. *M. glutaeus medius*	Außenseite des Darmbeins	Trochanter major
7. *M. glutaeus minimus*	Außenseite des Darmbeins	Trochanter major
8. *M. obturator internus*	Membrana obturatoria	Fossa trochanterica
9. *M. obturator externus*	Membrana obturatoria	Fossa trochanterica
10. *M. piriformis*	II.—IV. Kreuzbeinwirbel	Trochanter major
11. *M. quadratus femoris*	Tuber ischiadicum	Crista intertrochanterica
12. *M. gemellus superior*	Spina ischiadica	Sehne des Obturator internus
13. *M. gemellus inferior*	Tuber ischiadicum	Sehne des Obturator internus

Das *Ligamentum iliofemorale Bertini*, das stärkste Band des menschlichen Körpers, hat die enorme Zugkraft von ~300 kg (Sieglbauer, 1944), so daß es nach Ausfall der Abductorenmuskulatur auf der Seite des Standbeins die Gesamtlast des Rumpfes zu tragen und ein Absinken des Beckens nach der Spielbeinseite zu verhindern mag. Der für den luftdichten Abschluß des Gelenkspaltes nötige Luftdruck beträgt nach Fick (1911) ~12 kg.

2. Muskeln

In Tabelle 3 sind diejenigen Hüftgelenkmuskeln zusammengefaßt, die am Oberschenkelknochen inserieren und auf diesen eine *unmittelbare Zugwirkung ausüben*.

Andere Hüftgelenkmuskeln, die gleichzeitig das Hüft- und Kniegelenk bewegen und am Unterschenkel ansetzen, kommen für die vorliegende Fragestellung nicht in Betracht und bleiben deshalb unberücksichtigt.

Die *Sehnen* der Hüftgelenkmuskeln strahlen meistens nicht punktförmig über das Periost in den Knochen ein, sondern verbreiten sich in der Längsrichtung seiner Oberfläche, wodurch die Zugkraft auf ein größeres Gebiet verteilt wird.

des Hüftgelenks

Bewegung des Femur (Hauptfunktion)		Arbeitsleistung			
		Verkürzung (cm)	Querschnitt (cm^2)	Produkt mal 10	Dreh-moment
Beugung		—	—	—	76,59
Beugung		5,40	8,40	12,94	12,49
Streckung	unterer Teil:	8,05	22,20	17,77	
	mittlerer Teil:	5,21	22,20	11,57	157,61
	oberer Teil:	2,20	22,20	4,88	
Adduktion	unterer Teil:	6,95	11,65	8,10	84,63
	mittlerer Teil:	10,08	11,65	11,74	
	oberer Teil:	10,52	11,65	12,26	
Adduktion					42,21
Adduktion					40,56
Adduktion		—	—	—	10,57
1. Abduktion		—	—	—	114,18
2. Innenrotation		—	—	—	17,61
1. Abduktion		—	—	—	53,86
2. Innenrotation		—	—	—	15,82
Außenrotation		—	—	—	18,83
Außenrotation		—	—	—	0,13
Außenrotation		—	—	—	15,88
Außenrotation		—	—	—	25,16
Außenrotation		—	—	—	—
Außenrotation		—	—	—	—

Die *Tätigkeit eines Skeletmuskels* setzt sich aus 5 Teilfunktionen zusammen:

1. *Rhythmische Kontraktionen* des Agonisten bei gleichzeitiger Erschlaffung des Antagonisten; sie führen zu einer *diskontinuierlichen* Zugwirkung auf den Knochen.

2. *Ruhespannung (Reflextonus)* des Muskels mit Tendenz zu einer Dauerverkürzung infolge reflektorischer Dauererregung; die Folge ist eine *kontinuierliche* Zugwirkung auf den Knochen.

3. *Arbeitsleistung,* definiert als Produkt aus Kraft mal Weg (= Produkt aus Muskelquerschnitt in cm^2 mal Verkürzung in cm). Die Arbeitsleistung des größten Skeletmuskels des Menschen (M. glutaeus maximus) hat Fick (1911) mit 34 bestimmt (Tabelle 3).

4. *Drehmoment,* definiert als Produkt aus Kraft mal virtuellem Hebelarm.

Für die Berechnung der Drehwirkung des Muskels auf das Gelenk ist die Konstruktion der *Hauptlinie* (die als resultierender Muskelzug anzusprechende Verbindungslinie zwischen Ursprung und Ansatz des Muskels) Voraussetzung. Sie kennzeichnet zugleich die Lage des Muskels zur Gelenkachse. Das von dieser auf die Hauptlinie gefällte Lot ist der *virtuelle Hebelarm.* Schneidet die Hauptlinie die Gelenkachse, so kann die Muskelkraft *nicht in Bewegung,* sondern nur *in Druck* auf das Gelenk umgesetzt werden.

Für die eigenen Untersuchungen ist von Bedeutung, daß das Drehmoment der Abductorenmuskulatur (M. glutaeus medius und minimus) mit 168 dasjenige des M. glutaeus maximus mit 157 noch übertrifft (vgl. Tabelle 3).

5. Zuggurtung, definiert als Prinzip, das die Biegebeanspruchung von Röhrenknochen herabsetzt. Die Wirkung einer Zuggurtung soll am Beispiel des *M. tensor fasciae latae* (Tabelle 3) illustriert werden. Dieser Muskel geht an der lateralen Oberschenkelseite in ein starkes, bis zum Schienbein ziehendes Sehnenband (Tractus iliotibialis) über; die Anspannung desselben wirkt der Biegebeanspruchung des Femur entgegen. Kontrahiert sich gleichzeitig auch der M. vastus lateralis, so wird der Tractus vom Femur abgedrängt und hierdurch seine Zuggurtwirkung noch erhöht.

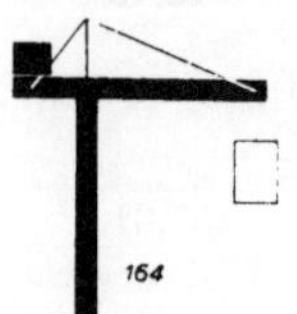

Abb. 22. Bedeutung der Zuggurtung für Materialersparnis. Einzelheiten s. Text (aus Pauwels, 1965)

Das Prinzip der Zuggurtung ermöglicht dem Organismus nicht nur die Herabsetzung ossärer Biegebeanspruchung, sondern auch eine *Reduktion des für den Knochen nötigen Baumaterials*. Pauwels (1965) verdeutlicht diese Zusammenhänge am Beispiel des Krans: Das Eigengewicht eines belasteten Krans möge bei primitivster Ausführung 218 kg betragen. Wird auf das andere Ende des Querbalkens ein Gewicht aufgesetzt, so wirkt dieses als Zuggurtung (Biegung der vertikalen Kransäule nach der der Last entgegengesetzten Seite). Die hierdurch erreichte Herabsetzung der Biegebeanspruchung der Säule ermöglicht trotz größerer Belastung eine Verminderung des Eigengewichtes des Krans von 218 auf 189 kg. Durch Anbringung einer Zuggurtung für den Querbalken, welche diesen in entgegengesetzter Richtung auszubiegen trachtet, wird das Krangewicht weiter auf 164 kg herabgesetzt (Abb. 22). Eine nochmalige Reduktion desselben auf 155 kg kann durch Krümmung des Querbalkens bei gleichzeitiger Verkürzung der vertikalen Säule und schließlich auf 50 kg durch Verlagerung des Materials nach außen in die Zone höchster Spannungen und Ausbildung des Querbalkens als Fachwerk erreicht werden.

Die meisten Hüftgelenkmuskeln *inserieren an der dorsalen Seite des Oberschenkelknochens*, die von der *Linea aspera (= Crista femoris)* beherrscht wird. Sie besteht aus einer lateralen und einer medialen Lippe. Erstere endet proximal als *Tuberositas glutaea* für den Ansatz des großen Gesäßmuskels, letztere als *Linea pectinea* für die Insertion des M. pectineus (Tabelle 3). Ein großer Teil der medialen Lippe dient dem M. adductor magnus zum Ansatz. *Die dorsale Seite des Femur wird also in hohem Maß auf Zug beansprucht.* Allein der M. glutaeus maximus, der beim Menschen infolge des aufrechten Ganges viel stärker als beim Menschenaffen entwickelt ist, kann bei einem Querschnitt von 66 cm² eine Zugkraft von $\sim$660 kg ausüben (Fick, 1911).

Bemerkenswert ist weiterhin, daß das Drehmoment der Streckmuskulatur mit 157 und der Außenroller mit 60 bedeutend größer ist als dasjenige der Beugemuskulatur mit 89 und der Einwärtsroller mit 33 (Tabelle 3). Auch der *Trochanter major* und seine Umgebung werden als Insertionsort der abduzierenden und eines Teils der außenrollenden Muskeln in besonderem Maß auf Zug beansprucht.

H. Untersuchungen an den Osteonen der Corticalis

1. Methode

Die Untersuchungen wurden an Dünnschliffen ($\sim$25 μ dick) von Querschnitten des linksseitigen coxalen Femurendes eines Erwachsenen und eines 2 Tage alten Kindes durchgeführt. Die Schnitte wurden in bestimmten, weiter unten angegebenen Positionen im Bereich des Schaftes, Halses und Kopfes sowie des Trochanter major des Oberschenkelknochens angelegt.

Die *Dicke der Corticalis* wurde im ventralen, medialen, dorsalen und lateralen Abschnitt jedes Querschnittes gemessen. Die Messung erfolgte bei großer Corticalisdicke mit dem Millimetermaßstab, bei geringerer Dicke mikroskopisch mit dem Okular- und Objektivmikrometer bei einer Vergrößerung von 8,5 mal 2,5.

Die Untersuchung der Osteone erstreckte sich auf *Genität, Morphologie* und *Tropie* derselben.

Die Genität (*quantitative Verteilung*) innerhalb der oben genannten Abschnitte jedes Corticalisquerschnittes wurde mit dem *Zeissschen Netzquadrat* bestimmt, das sich aus 400 kleinen Quadraten zusammensetzt, die ein exaktes Auszählen der Osteone ermöglichen. Die Summe aller Einzelquadrate, also 1 Netzquadrat, wird im folgenden als *Flächeneinheit* (*FE*) bezeichnet. Die Zählungen wurden bei 80facher Vergrößerung durchgeführt. In die *morphologische* Untersuchung der Osteone wurde ihre Größe, Gestalt, Konturierung, Eigenfarbe, Steigungsfolge der Kollagenfasern sowie ihre polarisationsoptischen Eigenschaften einbezogen.

Die *Tropie-Untersuchungen* wurden am Universaldrehtisch unter Benutzung des Zeissschen Modelles ausgeführt. Über Einzelheiten der Methode wurde auf S. 18 berichtet. Sie diente zur Feststellung der *Osteon-Achsenrichtungen.*

2. Ergebnisse

Die Ergebnisse der Osteonuntersuchungen sollen in 2 Gruppen besprochen werden: die erste umfaßt Untersuchungen am Femurschaft, die zweite am proximalen Femur (Femurhals und -kopf).

a) Osteonuntersuchungen an Dünnschliffen von Transversalschnitten des Schaftes und der Übergangsregion vom Schaft zum Hals des Oberschenkelknochens

Es handelt sich um folgende Femurquerschnitte (Abb. 23 bis 25a—d): a—a_1: Transversalschnitt im Bereich der Markhöhle, d. h. in einer *spongiosafreien* Region. b—b_1: Transversalschnitt in Höhe der *distalen Grenze des Trochanter minor*; er führt durch die Insertionsstellen wichtiger Hüftgelenkmuskeln: M. iliopsoas (inseriert am Trochanter minor), M. pectineus (inseriert an der Linea pectinea), M. glutaeus maximus (inseriert an der Tuberositas glutaea, s. Tabelle 3). c—c_1: Transversalschnitt in Höhe der *proximalen Grenze des Trochanter minor*; er führt durch die Crista intertrochanterica (Insertionsstelle des M. quadratus femoris, s. Tabelle 3). d—d_1: Transversalschnitt durch die *Übergangsregion* vom Schaft zum Hals des Oberschenkelknochens.

Dicke der Corticalis

Das Ergebnis der *Einzelmessungen* ist auf den Tabellen 5—8, die *durchschnittliche Corticalisdicke* der ventralen, medialen, lateralen und dorsalen Seite der Femurquerschnitte auf Tabelle 4 zusammengestellt. Aus dieser geht hervor, daß die Corticalisdicke

1. des *spongiosafreien* Querschnittes a—a_1 auf allen 4 Seiten etwa gleich dick und relativ mächtig ist (5,80—6,50 mm),
2. auf der *medialen Seite* aller Querschnitte von 6,50 mm in a—a_1 proximalwärts zwar abnimmt, aber im obersten Querschnitt d—d_1 noch 2,75 mm beträgt,
3. auf der dorsalen Seite von b—b_1, auf der dorsalen und lateralen Seite von c—c_1, auf der dorsalen, lateralen und ventralen Seite von d—d_1 *überraschend stark abnimmt*; in letzterem Querschnitt beträgt sie auf den genannten Seiten nur noch 0,49 bzw. 0,46 bzw. 1,28 mm.

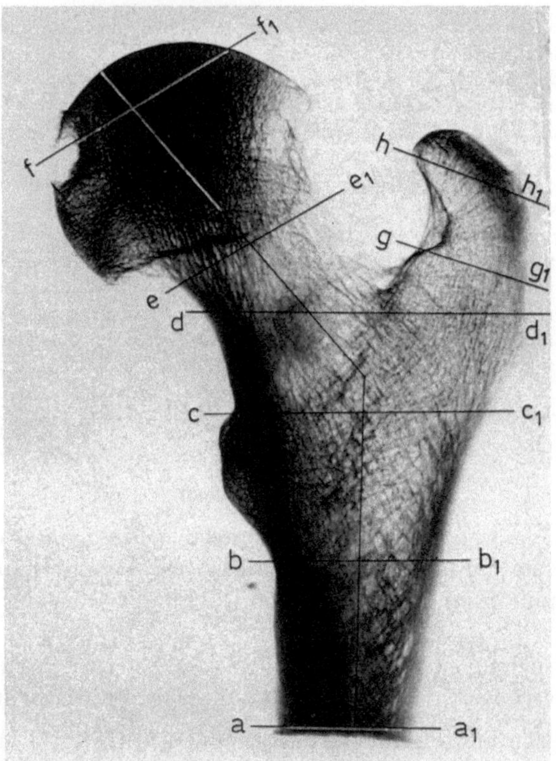

Abb. 23. Dritter (dorsaler) Frontalschnitt durch das coxale Femurende. Lage der untersuchten Dünnschliffe. a—a_1 Querschnitt durch den Femurschaft im Bereich der Markhöhle; b—b_1 Querschnitt in Höhe der distalen Grenze des Trochanter minor durch die Linea pectinea und die Tuberositas glutaea; c—c_1 Querschnitt in Höhe der proximalen Grenze des Trochanter minor durch die Crista intertrochanterica; d—d_1 Querschnitt durch die Übergangsregion vom Schaft zum Hals des Oberschenkelknochens; e—e_1 Querschnitt durch die Übergangsregion vom Hals zum Kopf des Oberschenkelknochens; f—f_1 Querschnitt im Bereich der Fovea capitis femoris; g—g_1 Querschnitt durch die Basis des Trochanter major; h—h_1 Querschnitt durch das obere Drittel des Trochanter major

Tabelle 4. *Durchschnittliche Corticalisdicke auf der ventralen, medialen, lateralen und dorsalen Seite der Femurquerschnitte a—a_1 bis d—d_1 in Millimeter. (Zusammenfassung der Tabellen 5—8)*

Femurquerschnitt	Abb.	Ventraler Frontalschnitt	Mittlerer Frontalschnitt		Dorsaler Frontalschnitt
			medial	lateral	
a—a_1	25a	*5,70*	*6,50*	*5,70*	*5,80*
b—b_1	25b	3,40	4,36	5,10	*1,49*
c—c_1	25c	2,00	3,50	*1,90*	*0,60*
d—d_1	25d	*1,28*	2,75	*0,46*	*0,49*

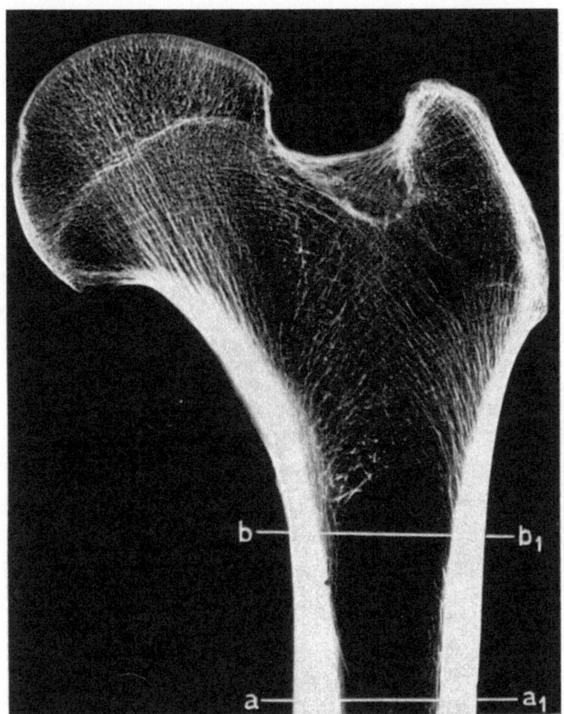

Abb. 24. Zweiter (mittlerer) Frontalschnitt durch das coxale Femurende. Lage der Dünnschliffe a—a_1 und b—b_1

Tabelle 5. *Dicke der Corticalis des Femurquerschnittes im Bereich der Markhöhle, entsprechend der Ebene a—a_1 auf Abb. 23*

Corticalisabschnitt	Einmessungen (mm)	Durchschnittswert (mm)
Dorsale Seite (dorsaler Frontalschnitt)	von medial nach lateral: 6,5; 6,0; 5,0	5,8
Mediale Seite (mittlerer Frontalschnitt)	6,0; 7,0	6,5
Ventrale Seite (ventraler Frontalschnitt)	von medial nach lateral: 6,5; 5,0; 5,5	5,7
Laterale Seite (mittlerer Frontalschnitt)	5,5; 6,0	5,7

Genität der Osteone

Die *Häufigkeit* und *Verteilung* der Osteone ist in den untersuchten Femurquerschnitten sehr unterschiedlich. Nur in dem *distalen*, *spongiosafreien* Querschnitt a—a_1 (Abb. 23) sind die gut ausgebildeten Formelemente einigermaßen

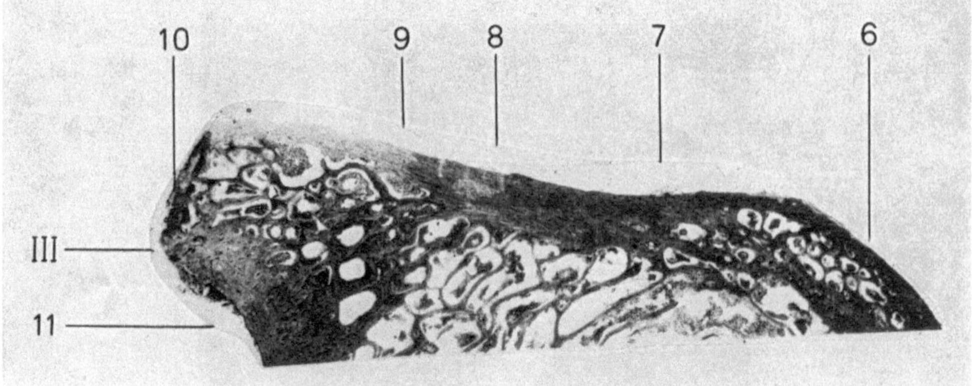

b

a

Abb. 25a—d. Femurquerschnitte a—a_1 bis d—d_1 (Abb. 23) und Bezeichnung der einzelnen Abschnitte der Transversalschnitte. *I* ventraler Frontalschnitt, *II* mittlerer Frontalschnitt, *III* dorsaler Frontalschnitt

Abschnitt		Femurquerschnitt			
		a—a_1	b—b_1	c—c_1	d—d_1
I	1	medialwärts	—	medialwärts	medialwärts
	2	Mitte	—	Mitte	Mitte
	3	lateralwärts	—	lateralwärts	lateralwärts
II	4	medial	—	medial	medial
	5	lateral	—	lateral	lateral
III	6	lateralwärts	lateralwärts	lateraldorsal	lateralwärts
	7	Mitte	Mitte	Mitte	Mitte
	8	medialwärts	Tuberositas glutaea	medialdorsal	medialwärts
	9		Linea pectinea		
	10		Trochanter minor		
	11		Medial-dorsal		

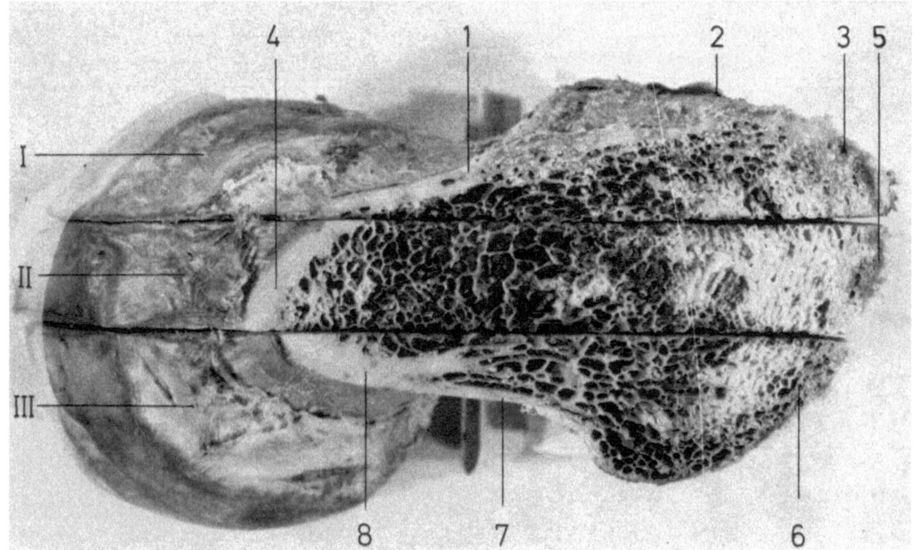

Abb. 25d

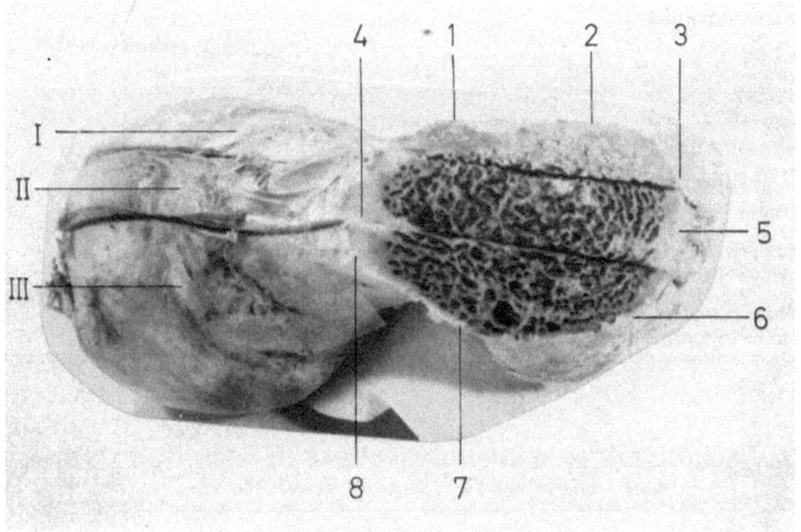

Abb. 25c

gleichmäßig auf der dorsalen, medialen, ventralen und lateralen Seite des Transversalschnittes angeordnet; bei statistischer Auswertung beträgt die Besetzungdichte 15 Osteone pro FE (Einzelheiten Tabelle 9).

Bereits in dem *proximalwärts folgenden* Femurquerschnitt b—b_1 (Abb. 23) ist die Verteilung der Osteone über die einzlenen Abschnitte ungleichmäßig: Auf der *dorsalen Seite* verringert sich ihre Zahl im Bereich der Tuberositas glutaea

Tabelle 6. *Dicke der Corticalis des Femurquerschnittes durch die distale Grenze des Trochanter minor, entsprechend der Ebene b—b_1 auf Abb. 23. Der Querschnitt führt durch die Linea pectinea und die Tuberositas glutaea*

Corticalisabschnitt	Einmessungen (mm)	Durchschnittswert (mm)
Dorsale Seite (dorsaler Frontalschnitt)	von medial nach lateral: 0,76; 1,30; 2,70; 1,22	1,49
Mediale Seite (mittlerer Frontalschnitt)	4,30; 4,42	4,36
Ventrale Seite (ventraler Frontalschnitt)	3,40	3,40
Laterale Seite (mittlerer Frontalschnitt)	5,10	5,10

Tabelle 7

Dicke der Corticalis des Femurquerschnittes durch die proximale Grenze des Trochanter minor, entsprechend der Ebene c—c_1 auf Abb. 23. Der Querschnitt führt durch die Crista intertrochanterica

Corticalisabschnitt	Einmessungen (mm)	Durchschnittswert (mm)
Dorsale Seite (dorsaler Frontalschnitt)	von medial nach lateral: 0,6; 0,4; 0,8	0,6
Mediale Seite (mittlerer Frontalschnitt)	3,1; 3,8	3,5
Ventrale Seite (ventraler Frontalschnitt)	von medial nach lateral: 2,0; 2,2; 1,9; 1,9	2,0
Laterale Seite (mittlerer Frontalschnitt)	1,8; 2,0	1,9

Tabelle 8. *Dicke der Corticalis des Femurquerschnittes durch das distale Viertel des Trochanter major, entsprechend der Ebene d—d_1 auf Abb. 23*

Corticalisabschnitt	Einmessungen (mm)
Dorsale Seite (dorsaler Frontalschnitt)	von medial nach lateral: 4,00 schnelle Verschmälerung auf: 1,00; 0,20; 0,52; 0,24
Mediale Seite (mittlerer Frontalschnitt)	2,75
Ventrale Seite (ventraler Frontalschnitt)	von medial nach lateral: 2,00; 1,52; 1,10; 0,50
Laterale Seite (mittlerer Frontalschnitt)	0,46

Tabelle 9. *Häufigkeit der Osteone in verschiedenen Corticalisabschnitten des Femurquerschnittes a—a_1 auf Abb. 23 und 24*

Corticalisabschnitt	Abb. 25a Nr.	Zahl der Osteone pro Flächeneinheit (FE)										Durchschnittswert pro FE	
Dorsale Seite	*III*												*11,3*
lateralwärts	6	12	15	13	16	11	10	10	11	8	7	9,1	
		5	4	7	8	8	12	13	8	0	5		
		11	11	10	11	7	5	4	11	11			
Mitte	7	10	8	13	3	10	10	4	6	11	10	9,0	
		8	6	10	15								
medialwärts	8	13	18	16	16	15	14	12	17	17	19	15,7	
		11	12	21	21								
Mediale Seite	*II*/4	12	11	16	13	15	17	15	15	12	15	13,6	*13,6*
		13	13	14	11	13							
Ventrale Seite	*I*												*14,7*
medialwärts	1	14	11	13	12	12	16	11	10	13	9	12,5	
		11	18	12	13								
Mitte	2	15	18	15	18	13	12					15,1	
lateralwärts	3	17	16	13	16	18	16	17	20	16	17	16,7	
		18											
Laterale Seite	*II*/5	21	16	22	18	12	22	22	21	16	18	18,7	*18,7*
		17	19										

(Abb. 25b) auf durchschnittlich 6,6 Osteone pro FE, im Bereich der Linea pectinea und des Trochanter minor sind in vielen FE überhaupt keine Osteone nachweisbar (Tabelle 10)[7]. Diese dorsale Querschnittseite ist außerdem *auffallend dünn* (Tabelle 4) und zeigt gegenüber der ventralen eine *völlig andere histologische Struktur*: Während sich hier typisch ausgebildete Osteone in dichter Anordnung finden, *fehlen diese im dorsalen Rindengebiet völlig oder fast völlig; es sind nur Tangentiallamellen, zahlreiche, vielfach linear angeordnete Osteocyten* sowie *häufig schräg getroffene Blutgefäße* zu erkennen. Es sei hervorgehoben, daß diese dorsalen Corticalisabschnitte die *Insertionsbereiche wichtiger den Oberschenkelknochen auf Zug beanspruchender Hüftgelenkmuskeln* sind (Tabelle 3).

Auch in den proximal folgenden Femurquerschnitten c—c_1 und d—d_1 (Abb. 23) fällt die *Diminution* bzw. das *Fehlen der corticalen Formelemente* und die hiermit einhergehende *Vermehrung der Tangentiallamellen und Knochenzellen* in bestimmten *dorsalen Rindengebeiten* auf (Tabelle 11 und 12 sowie Abb. 26).

Im obersten Querschnitt d—d_1 sind die Osteone auch auf der lateralen Seite sowie in einigen Bezirken der ventralen Seite vermindert, nur der mediale Abschnitt des Transversalschnittes ist noch reichlicher mit Osteonen ausgestattet.

7 War die Corticaliswand sehr dünn, so konnte bei der gewählten 80fachen Vergrößerung der Osteongehalt *nur einer halben FE* bestimmt werden, was bei der Auswertung entsprechende Berücksichtigung fand.

Tabelle 10. *Häufigkeit der Osteone in verschiedenen Corticalisabschnitten des Femurquerschnittes* $b—b_1$ *auf Abb. 23 und 24*

Corticalis-abschnitt	Abb. 25b Nr.	Zahl der Osteone pro Flächen-einheit (FE)	Durch-schnittswert pro FE	
Dorsale Seite	*III*			*6,6*
lateralwärts	6	3 7 6 4 7 7 $\frac{6}{2}$ 12 11	7,6	
Mitte	7	$\frac{4}{2}$ $\frac{3}{2}$ 8 12 9 11 8 11 10	9,0	
Tuberositas glutaea	8	8 7 8 8 5 5 7 7 5	6,7	
Linea pectinea und Trochanter minor	9 und 10	4 1 0 0 0 0 0 0 0 0	0,5	
medial-dorsal	11	4 11 15 6 11 10	9,5	
Mediale Seite	*II*	7 10 14 14 19 15 14 15 10 11 13 14	13,0	*13,0*
Ventrale Seite	*I*			*16,0*
medialwärts		15 18 14 19 15 13	16,0	
Mitte		15 18 11 18 13 18 17 11 16 17 13 8 14	14,7	
lateralwärts		18 17 15 18 15 21 17 20 17	17,5	
Laterale Seite	*II*	22 21 16 19 21 18 20 19 15 18 16 18 18	18,5	*18,5*

Über die Verteilung und Bedeutung einer besonderen Osteonart, die ich als „*spezielle braune Osteone*“ bezeichnet habe, soll im Zusammenhang mit der Morphologie der Formelemente berichtet werden (S. 53 und 63).

Morphologie der Osteone

Gestalt und Struktur der Osteone sind in den Femurquerschnitten $a—a_1$ bis $d—d_1$ nicht gleichartig; im einzelnen ist folgendes zu bemerken:

1. Als *typisch* bezeichne ich diejenige Osteongestalt und -struktur, die in dem *distalen, spongiosafreien* Querschnitt $a—a_1$ angetroffen wird (Abb. 27a): Es sind relativ große Osteone von überwiegend rundlicher oder leicht ovaler Gestalt mit weiten Haversschen Kanälen, um die sich die Haversschen Lamellen in relativ breiter Schicht konzentrisch anlegen; polarisationsoptisch treten gut ausgeprägte Brewster-Kreuze in Erscheinung.

Ähnlichen Formen begegnet man im Transversalschnitt $b—b_1$ (Abb. 27b).

2. Im proximalwärts folgenden Transversalschnitt $c—c_1$ zeigt das Bild der Osteone Abweichungen von dem bisher besprochenen (Abb. 27c): Die rundlichen oder ovalen Formelemente sind in der Regel kleiner und zarter, die Haversschen

Tabelle 11. *Häufigkeit der Osteone in verschiedenen Corticalisabschnitten des Femurquerschnittes c—c_1 auf Abb. 23*

Corticalis-abschnitt	Abb. 25c Nr.	Zahl der Osteone pro Flächeneinheit (FE)												Durch-schnittswert pro FE	
Dorsale Seite	*III*														*7,3*
lateral-dorsal	6	10	9	$\frac{6}{2}$	6	7	10	10	8	10	8	8	8	9,0	
Mitte	7	$\frac{5}{2}$	$\frac{8}{2}$	$\frac{8}{2}$	5	$\frac{3}{2}$	$\frac{6}{2}$	$\frac{4}{2}$	$\frac{4}{2}$	$\frac{6}{2}$	$\frac{1}{2}$	4	0	5,7	
		0	4	6	$\frac{4}{2}$	$\frac{1}{2}$	$\frac{3}{2}$	4	$\frac{2}{2}$						
medial-dorsal	8	4	5	10	7	12	10	10	8	9	6	12		8,4	
Mediale Seite	*II*/4	13	10	14	13	13	6	13	12	8	7			10,9	*10,9*
Ventrale Seite	*I*														*17,7*
medialwärts	1	4	8	11	13	13	19	15	17	19				13,2	
Mitte	2	18	22	21	19	22	19	20	19	15	19			20,0	
		20	23	21											
lateralwärts	3	22	19	20	18									20,0	
Laterale Seite	*II*/5	12	9	10	11	9	12	12						10,7	*10,7*

Kanäle enger, die Lamellen dichter aneinander liegend und schärfer konturiert, ihre Steigungsfolge ist meistens regelmäßig, polarisationsoptisch beobachtet man gut ausgebildete Brewster-Kreuze.

3. Eine *weitergehende Änderung ihrer Gestalt* zeigen die Osteone des Transversalschnittes d—d_1 (Abb. 27d): Sie sind häufig auffallend ungleichmäßig gestaltet („verzerrt"), große und kleine Formen liegen regellos nebeneinander, ihre Konturierung ist meistens blaß und undeutlich, polarisationsoptisch treten nur vereinzelt schwach ausgebildete Brewster-Kreuze in Erscheinung; die Zwischenräume zwischen den Osteonen sind größer als bei den distalen Femurquerschnitten und mit Tangential- und Schaltlamellen, längs- und quergetroffenen Gefäßlumina sowie Osteocyten ausgefüllt.

4. Es liegt nahe, die *gestaltliche Differenzierung der Osteone* mit einer in den einzelnen Querschnitten *verschiedenen Funktion* in einen kausalen Zusammenhang zu bringen: Im spongiosafreien Transversalschnitt a—a_1 muß die Corticalis die Gesamtbeanspruchung des Oberschenkelknochens tragen, während in den proximalwärts folgenden Transversalschnitten diese Aufgabe offenbar zunehmend von der Spongiosa übernommen wird, so daß die Osteone weniger notwendig und schließlich weitgehend „überflüssig" sind: *Ihre Funktionsarmut findet in der morphologisch erkennbaren „Ausbildungsschwäche" entsprechenden Ausdruck.*

5. Ähnliche Überlegungen können zur Erklärung der Tatsache herangezogen werden, daß in den *dünnwandigen dorsalen Corticalisquerschnitten b—b_1 und c—c_1* nur spärlich funktionsschwache Osteone angetroffen werden, *im Vordergrund stehen Tangentiallamellen und Osteocyten* (Abb. 26). Es wurde bereits vermerkt,

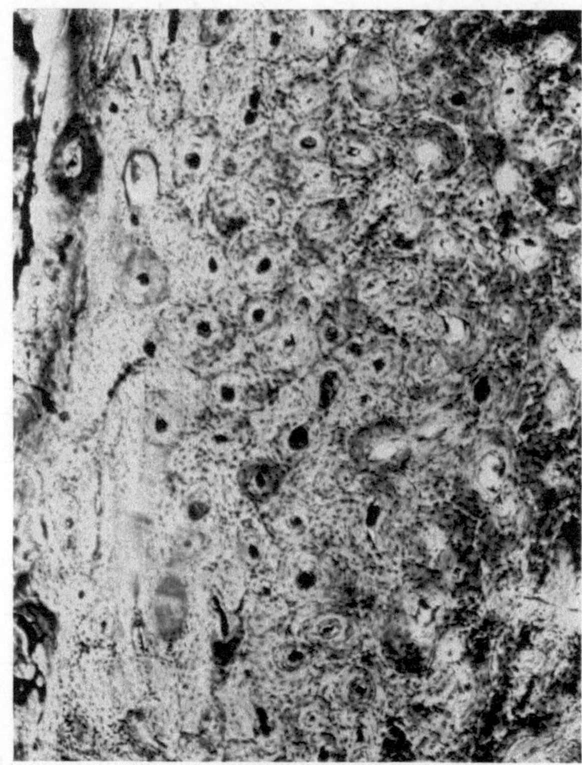

Abb. 26a u. b. Mikrophotos von dem ventralen (a) und dem dorsalen (b) Corticalisabschnitt $c-c_1$ auf Abb. 23. a Dichtstehende Osteone im Bereich des ventralen Corticalisabschnittes (Glomus corticale, S. 52)

daß an der dorsalen Wand dieser Querschnitte, besonders des Querschnittes $b-b_1$ *zahlreiche kräftige Hüftgelenkmuskeln inserieren.* Dieser Umstand berechtigt zu der Vermutung, *daß die Osteone zwar als ,,Antistraine" gegen statische Belastung (Druck- und Biegungsbeanspruchung) von größter Bedeutung sind, der Widerstand gegen die dynamische Zugwirkung der Muskulatur aber von den Tangentiallamellen übernommen wird.*

6. In allen Femurquerschnitten, zunehmend in denjenigen des proximalen Bereiches, zeigen die Osteone etwas unterschiedliche Größe. Auffallend große, *elliptisch* geformte Osteone, die gelegentlich und regellos in das Querschnittsbild eingestreut sind, wurden als *Riesenformen* besonders gekennzeichnet (Abb. 28a und b).

7. Auf der *ventralen Seite* der Transversalschnitte $c-c_1$ und $b-b_1$, weniger deutlich des Querschnittes $a-a_1$, befindet sich ein schon bei Lupenvergrößerung erkennbarer kleiner Bezirk, dessen hellere Osteone deutlich gegen die dunklen Formen der Umgebung abgegrenzt sind (Abb. 29); ich habe diese Zone, die in der neutralen Achse liegt (S. 56), als *Glomus corticale* bezeichnet.

8. Die *Eigenfarbe* der Osteone ist im allgemeinen gelblich bis bräunlich. Außerdem beobachtet man noch besondere, überwiegend *tiefdunkelbraun* gefärbte

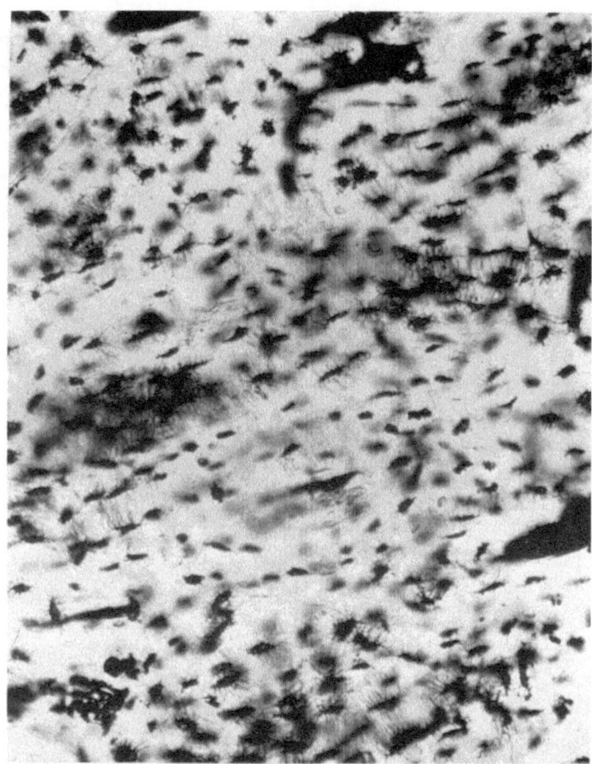

Abb. 26b. Völlig andere Struktur des dorsalen Corticalisabschnittes: keine Osteone, nur Tangentiallamellen, zahlreiche vielfach linear angeordnete Osteocyten sowie schräg getroffene Blutgefäße (20fache Vergr.)

Osteone, die sich sowohl farb- als auch gestaltmäßig von den anderen abheben; es sind meistens größere, rundlich, oval oder unregelmäßig geformte, bisweilen körnig strukturierte Osteone, die polarisationsoptisch nur ausnahmsweise ein undeutliches Brewster-Kreuz erkennen lassen und die bei Drehung des Mikroskopiertisches in der Regel keine, bisweilen eine mäßige Aufhellung zeigen. Es handelt sich also um steil gewickelte Osteone, für deren Diagnose die Heranziehung der polarisationsmikroskopischen Untersuchung eine nützliche Kontrolle ist. Ich habe diese Osteone als „*spezielle braune Osteone*" bezeichnet. *Sehr bemerkenswert ist ihre Genität in verschiedenen Zonen der Femurquerschnitte:* Aus Tabelle 13 geht hervor, daß sie auf der *medialen*, vor allem aber auf der *lateralen Seite* der Transversalschnitte lokalisiert sind, wo sie bis auf 44,7% im Querschnitt d—d_1 ansteigen. In der *Mitte* der dorsalen und ventralen Seite der Transversalschnitte dagegen fehlen sie entweder völlig oder betragen nur wenige Prozente der Osteonengesamtzahl.

Da der Oberschenkelknochen nicht nur auf Druck, sondern auch auf Biegung beansprucht wird (S. 61), *die Biegungsbeanspruchung aber auf seiner lateralen Seite*

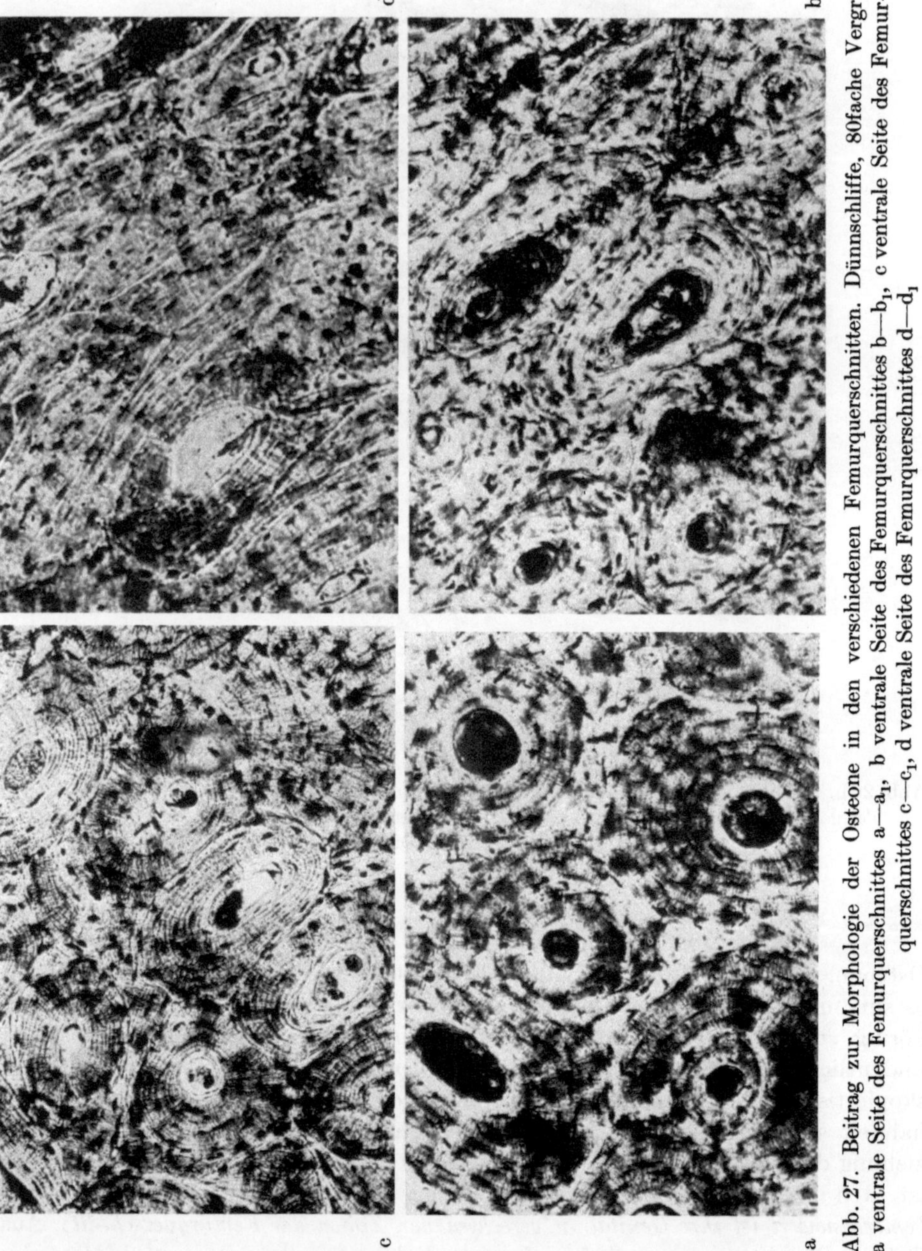

Abb. 27. Beitrag zur Morphologie der Osteone in den verschiedenen Femurquerschnitten. Dünnschliffe, 80fache Vergr. a ventrale Seite des Femurquerschnittes $a—a_1$, b ventrale Seite des Femurquerschnittes $b—b_1$, c ventrale Seite des Femurquerschnittes $c—c_1$, d ventrale Seite des Femurquerschnittes $d—d_1$

das Auftreten einer Zugspannung, auf seiner medialen Seite einer Druckspannung zur Folge hat, liegt die Annahme nahe, daß die in diesen beiden Bereichen vorzugsweise lokalisierten *„speziellen braunen Osteone“ die Funktion haben, als „Antistraine“ den Biegungszug und -druck aufzufangen.*

Tabelle 12. *Häufigkeit der Osteone in verschiedenen Corticalisabschnitten des Femurquerschnittes d—d_1 auf Abb. 23*

Corticalisabschnitt	Abb. 25d Nr.	Zahl der Osteone pro Flächeneinheit (FE)	Durchschnittswert pro FE	
Dorsale Seite	*III*			*6,5*
lateralwärts	6	0 4 3 3/2 2/2 7 5/2 6 5/2 7/2 6/2 4/2 3/2 2/2 4/2 4/2 0	5,8	
Mitte	7	4/2 1/2 3/2 2/2 4/2 6/2 5/2 5/2 2/2 4 3/2 4/2 6	7,0	
medialwärts	8	10 7 4 3 5 6 8 10 4 9 10 4 8 7 7 7 8	6,9	
Mediale Seite	*II/4*	6 9 13 10 10 11 10 11 5 8 9 13 8 14		*9,7*
Ventrale Seite	*I*			*8,5*
medialwärts	1	4/2 4/2 10 7 6/2 7/2 4/2 6 1 5 7 10 7 3	7,3	
Mitte	2	13 13 11 6 5 4 9 9 10 11 10 5 10 5/2 4/2	8,9	
lateralwärts	3	4/2 4/2 4/2 4/2 0 5 9 6 8/2 9/2 6 6/2 8/2 8/2 11 10/2 12 7	9,4	
Laterale Seite	*II/5*	3 4 9 7 5/2 5/2 3/2 1 3	5,6	*5,6*

Tabelle 13. *Prozentualer Anteil der „speziellen braunen Osteone" an der Gesamtzahl der ausgezählten Osteone in den Femurquerschnitten a—a_1 bis d—d_1*

Coricalisabschnitt	Die den Abschnitt bildenden Einzelbezirke (vgl. Abb. 25)	% braune Osteone			
		a—a_1	b—b_1	c—c_1	d—d_1
Mediale Seite	I_1, II_4, III_8 (bei b—b_1 III_{11})	9,4	11,7	10,7	4,1
Laterale Seite	I_3, II_5, III_6	11,5	32,8	43,3	44,7
Dorsale Seite (Mitte)	III_7	3,2	1,3	0,0	0,0
Ventrale Seite (Mitte)	I_2	3,3	0,5	4,6	2,4

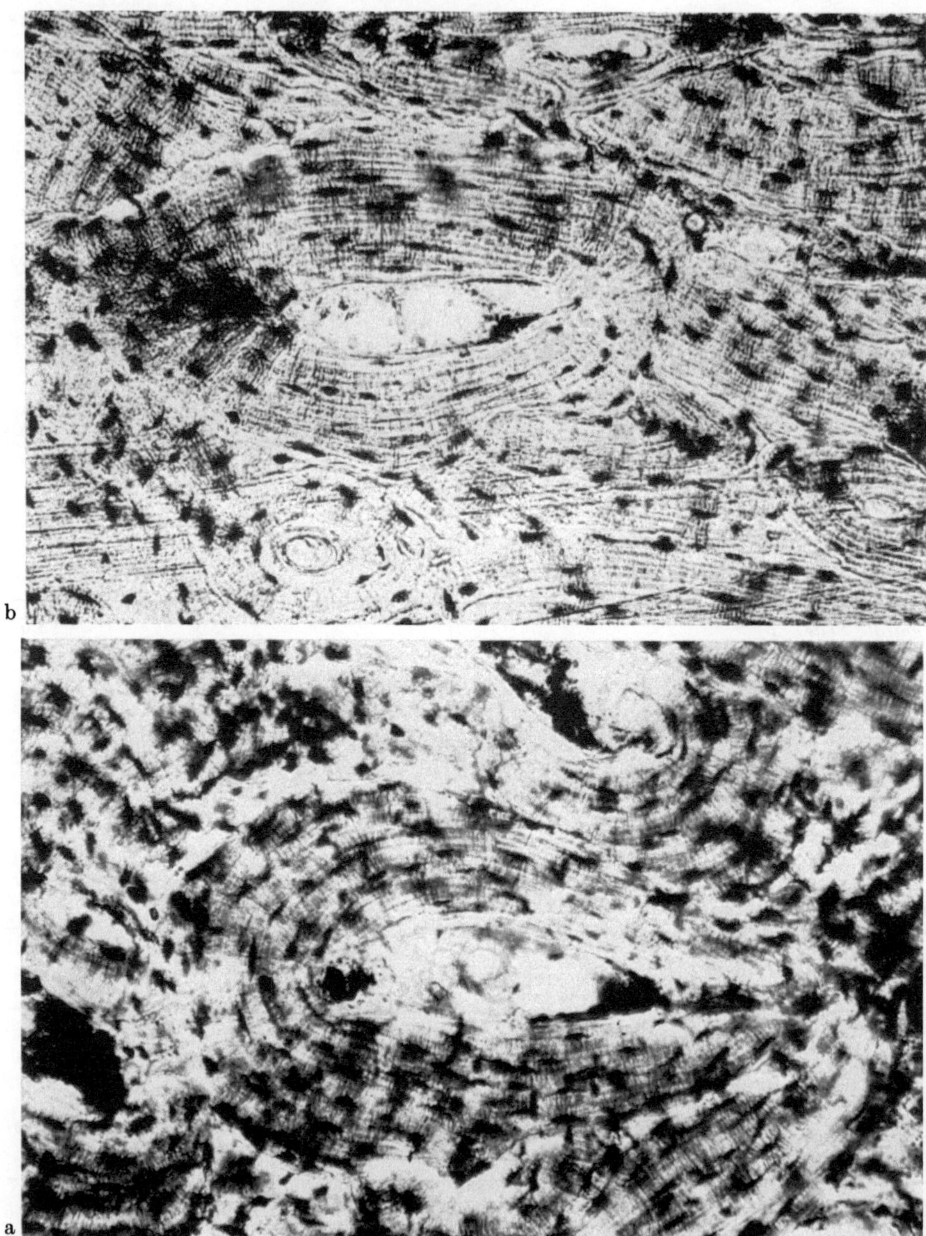

Abb. 28a u. b. Zwei große elliptisch geformte Osteone (Riesenformen) neben kleineren, rundlich geformten Osteonen, Vergr. 80fach

Stellt man sich eine Verbindungslinie zwischen der dorsalen und ventralen Querschnittsmitte als *neutrale Achse* vor, so wird verständlich, warum in diesen beiden Bereichen die „speziellen braunen Osteone" entweder fehlen oder nur geringprozentig angetroffen werden.

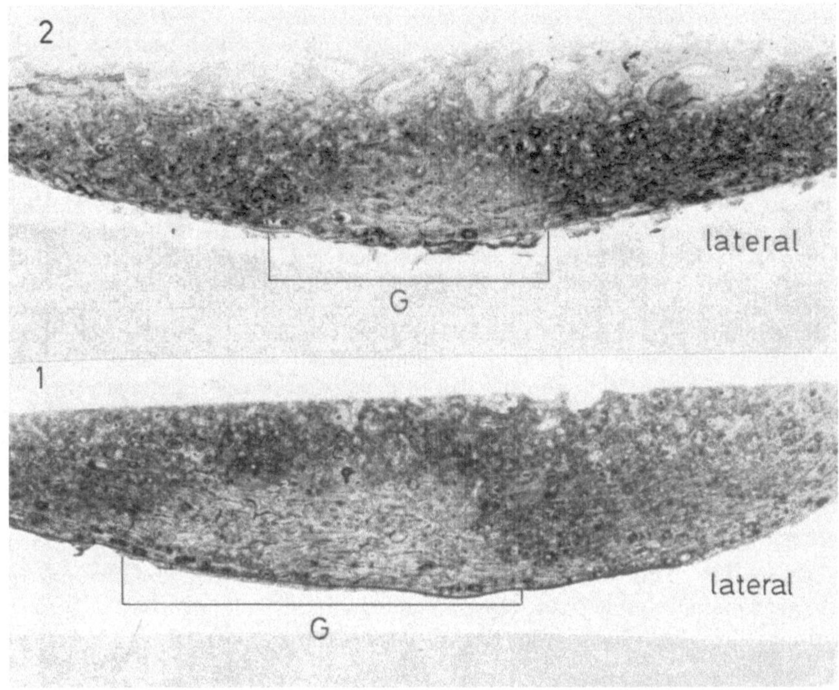

Abb. 29. Übersichtsaufnahme von dem Glomus corticale im ersten (ventralen) Femurfrontalschnitt, entsprechend den Transversalschnitten b—b_1 und c—c_1 auf Abb. 23 (vierfache Vergrößerung). *1* Transversalschnitt b—b_1, *2* Transversalschnitt c—c_1, *G* Glomus corticale

Tropie der Osteone

Da orientierende Messungen von Osteonachsenrichtungen am Universaldrehtisch zeigten, daß dieselben auch innerhalb eines Querschnittes wechseln können, wurde zunächst eine Unterteilung jedes der 4 Querschnitte des Femurschaftes in mehrere, lagemäßig kongruierende Meßbezirke nötig (Abb. 25). Einige dieser Rindenzonen, z. B. die lateralen Abschnitte des Querschnittes c—c_1 und d—d_1 (Tabelle 7 und 8) waren so schmal, daß kaum mehr als 25 Osteone zuverlässig eingemessen werden konnten. Deshalb wurde *diese Zahl allen Einmessungen von Achsenrichtungen zugrunde gelegt*, so daß die Ergebnisse nicht nur *lokalisatorisch*, sondern auch *numerisch* miteinander vergleichbar sind. Es wurde bereits erwähnt, daß auf der *dorsalen Seite* der Querschnitte b—b_1 bis d—d_1 (s. Tabellen 10—12) die Osteone entweder völlig fehlen oder so spärlich zwischen Tangentiallamellen eingestreut sind, daß von einer Einmessung ihrer Achsenrichtungen Abstand genommen wurde. Nur der unterste, *spongiosafreie* Querschnitt a—a_1 zeigt auf allen Seiten, auch im Bereich der dorsalen Mitte, eine gleichmäßig starke Besetzung mit kräftig ausgebildeten Osteonen (Tabelle 9), deren Achsenrichtung bestimmt werden konnte.

Die Achsenrichtungen der Osteone in den 4 Querschnitten des Femurschaftes wurden insgesamt in 29 Einzelbezirken eingemessen und das Meßergebnis in der üblichen Weise auf dem Schmidtschen Netz eingetragen. Bei allen 29 so erhaltenen *Punktdiagrammen* fallen die Durchstoßpunkte der Achsenrichtungen in einem eng begrenzten zentralen Bezirk des Netzes zusammen; sie sind innerhalb desselben nur selten gleichmäßig verteilt, häufiger mehr oder weniger eng gebündelt in einem oder in zwei zentralen Netzquadraten angeordnet.

Von allen Punktdiagrammen wurden *Isoliniendiagramme* angefertigt; zu diesem Zweck wurden von der Gesamtpunktzahl jedes Punktdiagramms (= 25 Osteonachsenrichtungen) diejenigen Punkte errechnet und durch Linien verbunden, die — von außen nach innen —, 5, 10, 20, 40 und 50% der Gesamtzahl ausmachten. In Abb. 30—32 sind die aufeinander projizierten Punkt- und Liniendiagramme dargestellt, außerdem die Gefügekoordinaten a und b eingetragen, auf denen die c-Achse (Längsachse des Femurschaftes) senkrecht steht (S. 22). Waren die Osteone, deren Achsenrichtung eingemessen werden sollte, sehr blaß und undeutlich konturiert („funktionsschwach"), so konnte die Sichtbarmachung derselben durch Einschalten des Analysators verbessert werden. Zuvor war in zahlreichen Kontrolluntersuchungen, vergleichsweise auch in Querschnitten mit gut ausgebildeten Osteonstrukturen (z. B. a—a_1) festgestellt worden, daß bei polarisationsoptischer Betrachtung der Osteone des Resultat der Einmessung von Achsenrichtungen nicht beeinflußt wird. Messungen, die mit eingeschaltetem Analysator ausgeführt wurden, sind auf den Isoliniendiagrammen durch A gekennzeichnet.

Die Bestimmung der Osteonachsenrichtungen führte zu *drei bemerkenswerten Ergebnissen:*

1. Die in der *Mitte* der *ventralen* und *dorsalen Seite* der Femurschaftquerschnitte gelegenen Osteone (Abb. 30) sind hochsymmetrisch *(rotationssymmetrisch)* angeordnet; ihre Längsachsen (*c*-Koordinaten) stehen parallel zur *c*-Achse des Femurschaftes.

2. Die in den *medialen* und *lateralen Bezirken* der Femurquerschnitte gelegenen Osteone (Abb. 31 und 32) sind niedersymmetrisch *(monoklin- oder triklinsymmetrisch)* angeordnet; ihre Längsachsen bilden mit der *c*-Achse des Femurschaftes einen Neigungswinkel (S. 64f.).

3. Die Isoliniendiagramme weisen eine *grundsätzliche Übereinstimmung* mit denjenigen auf, die in der Petrographie bei der Einmessung von Mineralachsen gewonnen werden, wie Abb. 33 verdeutlicht. Sie stellt ein von Sander (1950) aus der Einmessung von 180 Quarzachsen erhaltenes Diagramm mit axialer Symmetrie dar: Rekristallisierter Harnischmylonit aus Melibokusgranit mit rotationssymmetrischer Quarzachseneinregelung; vollkommen gleiche Besetzung entsprechend der Gefügesymmetrie für die Annahme, daß die Gefügekoordinate a senkrecht auf der Harnischriefung steht; die Abstände der Isolinien von innen nach außen entsprechen $>$ 20—15—10—8—6—5—4—3—2—1—0% der vorgegebenen Achsenzahl.

Erörterung der Beobachtungen im Corticalisbereich des Femurschaftes

1. Beim Vergleich der 4 Femurquerschnitte a—a_1 bis d—d_1 (Abb. 23) fällt zunächst die *fortlaufende Änderung der Querschnittsgestalt sowie der Massenverteilung im Corticalisbereich* auf:

Der distal fast noch kreisrunde Femurschaft hat proximal in der Übergangszone zum Hals nicht nur einen bedeutend größeren, sondern auch einen unregelmäßig-ausladenden, annäherungsweise elliptischen Umfang angenommen. Die Rindenschicht, die im Querschnitt a—a_1 von beträchtlicher, auf allen Seiten etwa gleichmäßiger Dicke ist (5,7—6,5 mm), wird in den proximalwärts folgenden

Abb. 30. Punkt- und entsprechende Isoliniendiagramme der in der Mitte des ventralen Frontalschnittes der Femurquerschnitte a—a_1 bis d—d_1 sowie in der Mitte des dorsalen Frontalschnittes des Femurquerschnittes a—a_1 eingemessenen Osteonachsenrichtungen. Es besteht axiale Symmetrie im Bereich der neutralen Achse. *V* ventrale Seite, *D* dorsale Seite, *a* = *a*-Achse, *b* = *b*-Achse des Koordinatengefüges, *A* Messung der Osteonachsenrichtungen nach Einschaltung des Analysators. Besetzungsdichte der Isolinien von innen nach außen 50—40—20—10—5% der vorgegebenen Achsenzahl (= 25 Osteone)

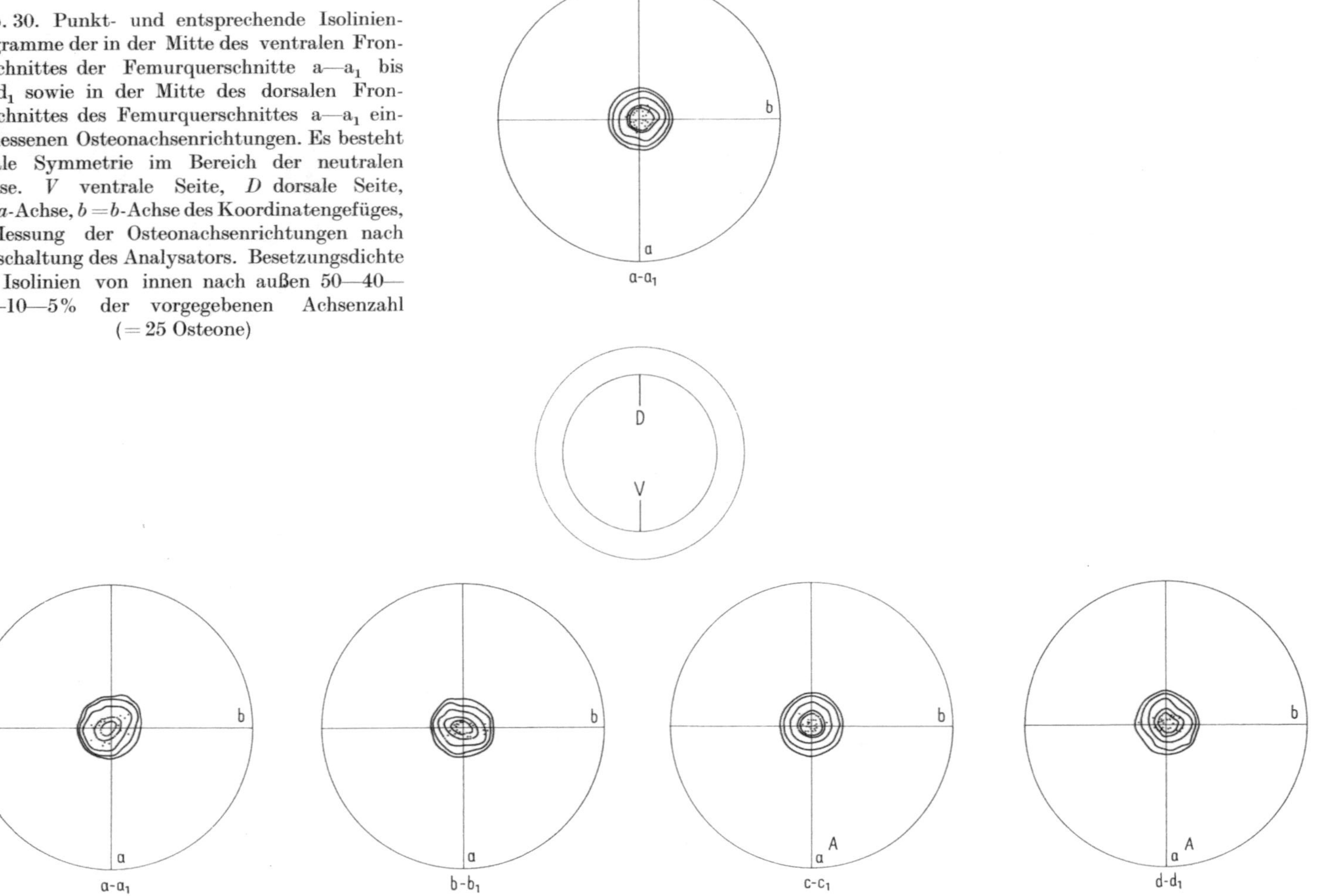

III
b
a
II
b
a
I
b
a
III
b
a A
II
b
a
I
b
a
M
L
b-b1
M
L
a-a1
b
III
a
b
II
a
b
I
a
b
III
a A
b
II
a
b
I
a

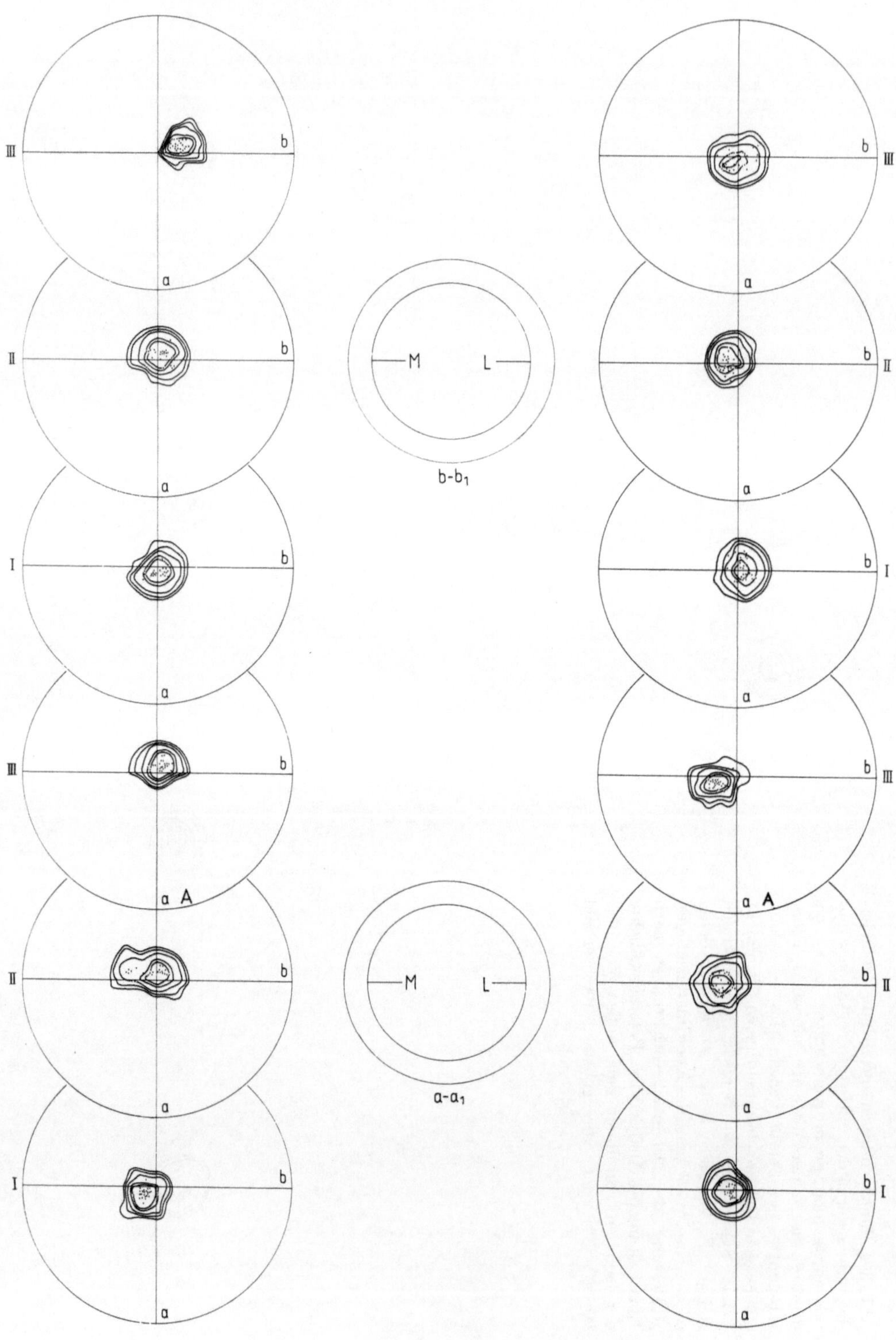

Abb. 31

Querschnitten zunehmend dünner, teilweise in erheblichem Ausmaß (Tabelle 4). Nur die mediale Corticalis des Femurschaftes behält auch in den cranialwärts folgenden Querschnitten c—c_1 und d—d_1 eine gegenüber dem Querschnitt a—a_1 zwar geringere, aber noch bemerkenswerte Dicke von 3,5—2,75 mm; ihr folgt die laterale Rindenseite, deren Durchmesser im Querschnitt c—c_1 noch 1,9 mm beträgt. Bei dem Versuch, die unterschiedliche Massenverteilung in den einzelnen Corticalisquerschnitten des Femurschafts zu *unterschiedlichen Beanspruchungen* in Beziehung zu setzen, führt folgende Überlegung weiter: Würde den Oberschenkelknochen nur das Körpergewicht mit Druck axial belasten, so würden die im Knochen auftretenden Druckspannungen allseitig gleich groß, d.h. die Materialverteilung in der Rindenschicht gleichförmig sein. Würde der Oberschenkelknochen — gedanklich — nur auf Biegung beansprucht, derart, daß die laterale Zug- und die mediale Druckspannung im Corticalisbereich gleichgroß wären, so würde die reaktive Verstärkung der lateralen und medialen Wand ebenfalls gleichdimensioniert sein.

Da aber die Körperlast exzentrisch auf den Oberschenkelknochen einwirkt und deshalb zu der durch sie bewirkten Druckbeanspruchung noch eine *Biegebeanspruchung* hinzukommt, muß auf der medialen Corticalisseite zum Körpergewichtsdruck der Biegungsdruck addiert, auf der lateralen Seite vom Körpergewichtsdruck der Biegungsdruck subtrahiert werden. Es besteht also auf der medialen Femurseite eine stärkere Beanspruchung als auf der lateralen Seite, die *medialwärts größere reaktive Druckspannung erfordert eine vermehrte Einlagerung von Baumaterial auf dieser Seite.*

Diese Überlegung macht verständlich, warum die mediale Corticalisseite die größte Wandstärke aufweist und die laterale Seite an zweiter Stelle folgt. *Die unterschiedliche Verteilung des Baumaterials ist der Ausdruck einer funktionellen Anpassung des Knochens an unterschiedliche Beanspruchungen.*

2. Der distale Transversalschnitt a—a_1 durchquert bereits die spongiosafreie Markhöhle, *alle Beanspruchungen müssen also von der Corticalis aufgefangen werden.* Um diesen Anforderungen zu entsprechen, erreicht in diesem Bereich die Wand des fast kreisrunden Knochenrohres (Abb. 23a) mit 5,7—6,5 mm ihre größte, am coxalen Femurende überhaupt gemessene Dicke. Der Femurschaft erfährt eine *zusätzliche Erhöhung* seiner Tragfähigkeit durch die *Linea aspera*, die nach Pauwels (1954) nicht genau in der Achse der Biegungsebene (= Senkrechte auf die Längsachse des Femurschaftes) liegt, sondern gegen diese derart verschoben ist, daß sie den Querschnittsdurchmesser an der Stelle der höchsten Spannungen verbreitert.

Abb. 31. Punkt- und entsprechende Isoliniendiagramme der medial und lateral in den ventralen, mittleren und dorsalen Frontalschnitten der *Femurquerschnitte a—a_1 und b—b_1* eingemessenen Osteonachsenrichtungen. Es besteht überwiegend monokline, vereinzelt trikline Symmetrie. *M* mediale Seite, *L* laterale Seite, $a=a$-Achse, $b=b$-Achse des Koordinatengefüges, *A* Messung der Osteonachsenrichtungen nach Einschaltung des Analysators. *I* ventraler Frontalschnitt, *II* mittlerer Frontalschnitt, *III* dorsaler Frontalschnitt. Besetzungsdichte der Isolinien von innen nach außen 50—40—20—10—5% der vorgegebenen Achsenzahl (= 25 Osteone)

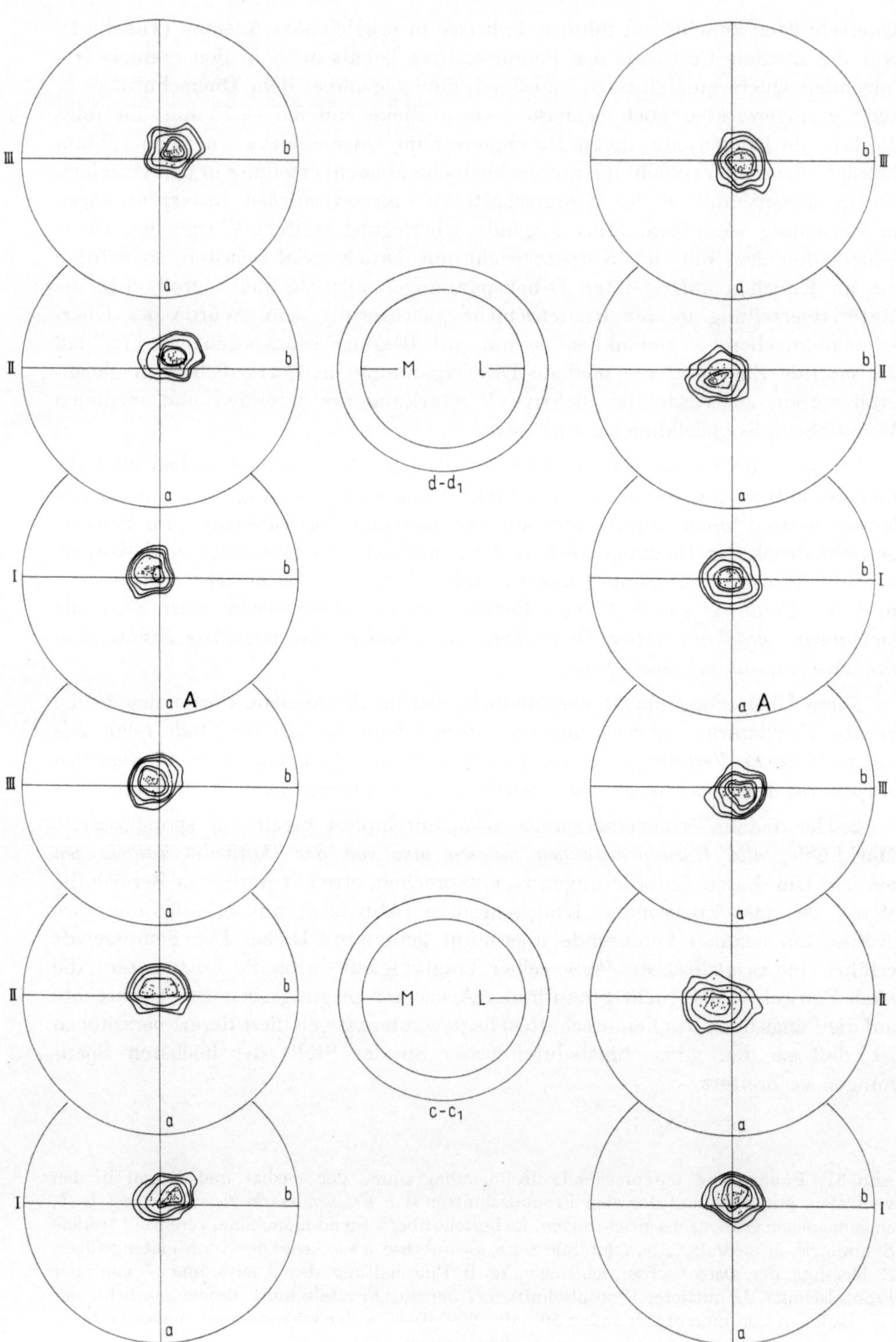

III
b
III
b
III
a
a
II
b
M
L
b
II
d-d1
a
I
b
a
b
I
a
A
a
A
III
b
b
III
a
a
II
b
M
L
b
II
c-c1
a
a
I
b
b
I
a
a

Abb. 32

In dem Maße, wie in proximaler Richtung zunehmend die Leichtbaustruktur der Spongiosa das Rohrlumen ausfüllt und sich cranialwärts in Trajektorienstrukturen differenziert, wird die Corticalis entlastet und deshalb dünner. Gleichzeitig mit der Abnahme der Wandstärke erfahren auch die Formelemente der Corticalis in distal-proximaler Richtung auffallende, auf S. 50 bereits beschriebene und in Abb. 27 dargestellte Veränderungen, die als Ausdruck einer „*Funktionsschwäche*" gedeutet wurden: Die im distalen Femurabschnitt zum Auffangen der Druck- und Biegungsbeanspruchung nötige Funktion der Osteone wird proximal weitgehend von der Spongiosastruktur übernommen.

Diese Beobachtungen und Deutungen erlauben meines Erachtens *die Formulierung der Regel, daß Corticalis und Spongiosa funktionell in einem reziproken Verhältnis stehen: je mehr der extern stress von den im Leichtbau der Spongiosa auftretenden Spannungen aufgefangen werden kann, um so weniger Corticalismasse ist für diese Funktion erforderlich und vice versa.* Dies bedeutet zugleich, daß der Knochen mit einem Minimum an Material ein Maximum (Optimum) der funktionellen Anpassung an die Beanspruchungen erreicht, wobei die Leichtbaukonstruktion der Spongiosa offenbar „bevorzugt" wird.

3. Der mit der Biegungsbeanspruchung des Femurschaftes verbundenen *Möglichkeit des Einknickens* wirken „*mehrfache Sicherungen*" entgegen:

a) *Die Bedeutung des Tractus iliotibialis*

In der Standbeinperiode wird der Femurschaft infolge Verlagerung des Schwerpunktes der Körperlast auf die Spielbeinseite beträchtlich auf Biegung beansprucht. Kontrahiert sich in dieser Phase zwecks Fixation des nach der Spielbeinseite absinkenden Beckens die Abductorenmuskulatur (Tabelle 3) der Standbeinseite, *so spannt sich zugleich der Tractus iliotibialis an*, der nunmehr *als Zuggurtung der Biegebeanspruchung des Femurschaftes und damit der Gefahr des Einknickens desselben entgegenwirkt.*

b) Die Bedeutung der „speziellen braunen Osteone"

Die merkwürdigen, als „spezielle braune Osteone" gekennzeichneten Formelemente (S. 53) sind in auffallender Häufung auf der lateralen Seite der Querschnitte, weniger häufig, aber doch noch vermehrt auf der medialen Seite lokalisiert, d.h. vorzugsweise an Stellen des Knochenrohres, wo die Biegebeanspruchung, die senkrecht zur neutralen Achse gegen die Peripherie hin zunimmt, am stärksten ist. Da die „speziellen braunen Osteone" aber im Bereich der neutralen Achse, d.h. in der ventralen und dorsalen Corticalismitte, nicht oder nur sporadisch nachweisbar sind (Tabelle 13), gewinnt die Vermutung an Wahr-

Abb. 32. Punkt- und entsprechende Isoliniendiagramme der medial und lateral in den ventralen, mittleren und dorsalen Frontalschnitten der *Femurquerschnitte* c—c_1 *und* d—d_1 eingemessenen Osteonachsenrichtungen. Es besteht überwiegend monokline, vereinzelt trikline Symmetrie. *M* Mediale Seite, *L* laterale Seite, $a=a$-Achse, $b=b$-Achse des Koordinatengefüges. *A* Messung der Osteonachsenrichtungen nach Einschaltung des Analysators. *I* ventraler Frontalschnitt, *II* mittlerer Frontalschnitt, *III* dorsaler Frontalschnitt. Besetzungsdichte der Isolinien von innen nach außen 50—40—20—10—5% der vorgegebenen Achsenzahl (= 25 Osteone)

scheinlichkeit, *daß diese Osteone hauptsächlich zum Auffangen des lateralen Biegungszuges, in geringerem Maß auch des medialen Biegungsdruckes eine der Abknickung des Femurschaftes entgegenwirkende spezifische Funktion haben.*

4. Die auffallende Tatsache, daß gerade in denjenigen Zonen der Corticalis, wo kräftige Hüftgelenkmuskeln inserieren, *also eine Zugbeanspruchung des Knochens stattfinden muß*, die Osteone entweder fehlen oder ganz zurücktreten (z.B. in der dorsalen Wand des Querschnittes b—b_1, Abb. 25b) führt zu der Überlegung, *daß in diesem Fall die Tangentiallamellen als „Antistraine" wirken, was bedeuten würde, daß der Knochen auf Biegungszug mit anderen Formelementen als auf Muskelzug reagiert.*

5. Es wurde bereits auf S. 17f. die im Schrifttum vorherrschende Auffassung erwähnt, daß die allgemeine Streichrichtung der Corticalisosteone immer in der Längsrichtung des Femurschaftes bleibt. Die eigenen Untersuchungen am Universaldrehtisch, d.h. die direkte Einmessung der Osteonachsenrichtungen führten zu einem hiervon in mehrfacher Beziehung abweichenden Ergebnis; es kann in folgenden Feststellungen zusammengefaßt werden:

a) Die Achsenverteilungsanalayse ergibt, *daß nur diejenigen Osteone, die in der Mitte der Ventralseite der Querschnitte a—a_1 bis d—d_1 sowie in der Mitte der Dorsalseite des Querschnittes a—a_1 liegen*[8], *rotationssymmetrisch, d.h. parallel zur Längsachse des Femurschaftes angeordnet sind* (Abb 30).

b) Diese Osteone liegen in der *neutralen Achse*, die durch folgende Kriterien definiert ist:

1. Gefügekundlich. Die Achse verläuft senkrecht zur Biegungsebene und senkrecht zur Längsachse des Femurschaftes in Richtung der a-Achse ventrodorsal durch die Querschnittsmitte. Diese ist auf der ventralen Seite der meisten Femurschaftquerschnitte durch eine besondere, als *Glomus corticale* (S. 52 und Abb. 29) bezeichnete Zone gekennzeichnet.

2. Mechanisch. Infolge fehlender Biegungsbeanspruchung *höchstsymmetrische axiale Anordnung der Osteonachsen* parallel zur c-Achse des Femurschaftes.

3. Morphologisch. Fehlen oder nur spärliches Vorhandensein der *„speziellen braunen Osteone"* (S. 53 und 63).

c) Im Gegensatz zu den in der neutralen Achse liegenden Osteonen zeigen diejenigen, die sich *in den medialen und lateralen Corticalisabschnitten der Femurschaftquerschnitte a—a_1 bis d—d_1 befinden, keine* rotationssymmetrische, sondern eine *niedersymmetrische monokline oder (seltener) trikline Anordnung der Achsenrichtungen* (Abb. 31 und 32). Die Formelemente sind nicht mehr wie im Bereich der neutralen Achse parallel zur *c*-Achse des Femurschaftes, sondern schräg zu dieser gestellt.

Da die Eintragung des durch die Drehung des *U*-Tisches um die *K*- und *H*-Achse gewonnenen Achsenpoles zweier Osteonrichtungen auf dem Schmidtschen Netz einer Azimutalprojektion entspricht, kann nach Drehung des Polpunktes auf den Äquatorgroßkreis des Netzes durch Ablesung des ihm zugeordneten Längengrades *der Neigungswinkel α, d.h. also das Ausmaß der Schrägstellung der Osteonachse quantitativ angegeben werden.* Für die Bestimmung des Winkels α wurde als

8 Es wurde bereits erwähnt, daß die Osteone auf der Dorsalseite der Querschnitte b—b_1 bis d—d_1 entweder fehlen oder so spärlich vorhanden sind, daß die Bestimmung ihrer Achsenrichtungen unterbleiben mußte.

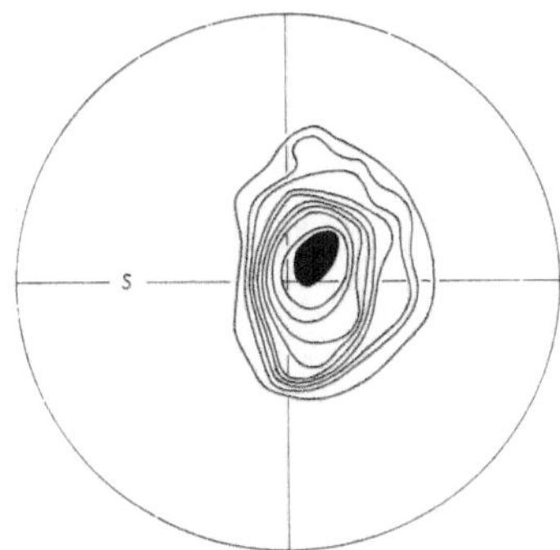

Abb. 33. Gefüge mit axialer Symmetrie. Rekristallisierter Harnischmylonit aus Melibokusgranit mit rotationssymmetrischer Quarzachsenregelung. Vollkommen gleiche Besetzung entsprechend der Gefügesymmetrie für die Annahme, daß die Gefügekoordinate a senkrecht auf der Harnischriefung steht. Die Abstände der Isolinien von innen nach außen entsprechen > 20—15—10—8—6—5—4—3—2—1—0% der vorgegebenen Achsenzahl (180 Quarzachsen). *s* mittlere Spur der Harnisch-Scherfläche. (Modifiziert nach Sander, 1950)

Tabelle 14. *Richtung und Neigungswinkel der medial und lateral in den ventralen, mittleren und dorsalen Frontalschnitten der Femurschaftquerschnitte* a—a_1 *bis* d—d_1 *(Abb. 25) gelegenen Osteonachsen*

Transversalschnitt	Mediale Seite			Laterale Seite		
	W = westlich, E = östlich vom NS-Meridian	+ = oberhalb, — = unterhalb des Äquatorkreises	Neigungswinkel α	W = westlich, E = östlich vom NS-Meridian	+ = oberhalb, — = unterhalb des Äquatorkreises	Neigungswinkel α
d—d_1						
I	W	+	3°	W	—	1°
II	E	+	12°	W	—	9°
III	E	+	10°	E	—	5°
c—c_1						
I	E	+	8°	E	+	7°
II	E	+	6°	W	—	9°
III	W	+	5°	E	—	6°
b—b_1						
I	E	—	2°	E	+	2°
II	E	+	4°	W	+	6°
III	E	+	16°	W	—	4°
a—a_1						
I	W	—	9°	W	—	4°
II	E	+	5°	W	±	0°
III	E	+	6°	W	—	12°

I = ventraler Frontalschnitt, II = mittlerer Frontalschnitt, III = dorsaler Frontalschnitt.

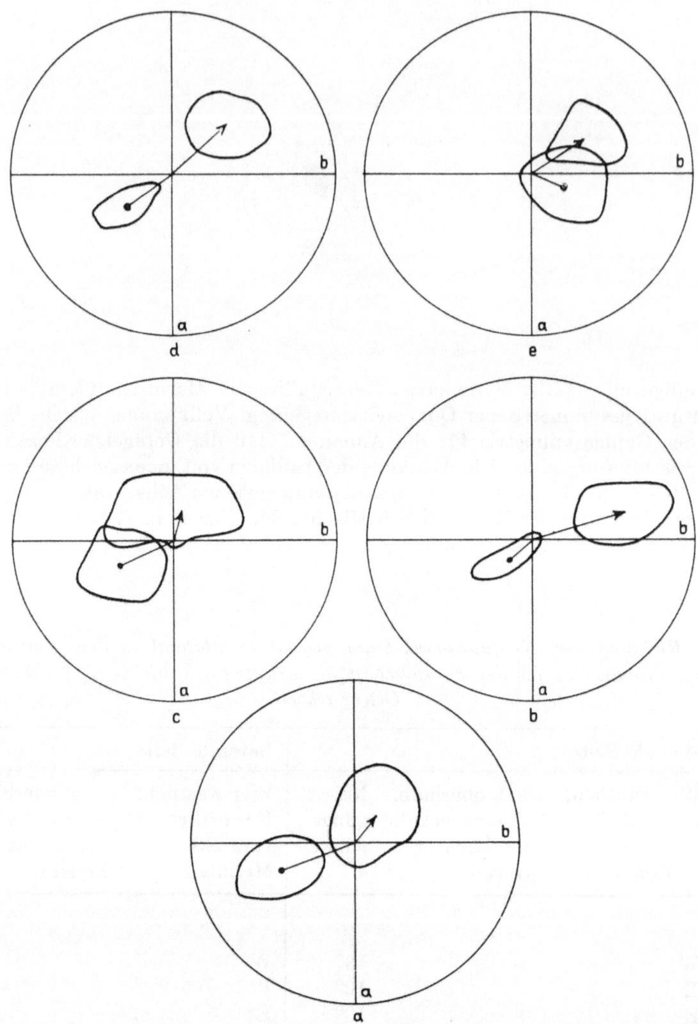

Abb. 34. Beispiele für in der Kernmitte von Isolinien-Diagrammen festgelegte Schwerpunkte definierter Meßbezirke der medialen (↑) und lateralen (↓) Seite von Femurschaftquerschnitten: *a* dorsaler Femurquerschnitt von a—a_1, *b* dorsaler Femurquerschnitt von b—b_1, *c* mittlerer Femurquerschnitt von c—c_1, *d* mittlerer Femurquerschnitt von d—d_1, *e* dorsaler Femurquerschnitt von d—d_1. Verhältnis zwischen Kreisumfang und Isoliniendiagrammen *nicht* maßstabgerecht gezeichnet, letztere zwecks Verbesserung der Bildschärfe vergrößert dargestellt

zentraler Schwerpunkt („Polpunkt") eine Punktmarkierung in der Kernmitte der einzelnen, einem definierten Corticalisbezirk zugehörigen Isoliniendiagramme festgelegt (Abb. 34).

Aus der Tabelle 14 geht hervor, daß die Richtung des Neigungswinkels α von jederseits 300 (= 12mal 25) eingemessenen Osteonachsen auf der medialen Seite des Femurschaftes 200mal, auf der lateralen Seite 175mal gleichsinnig ist: *Die*

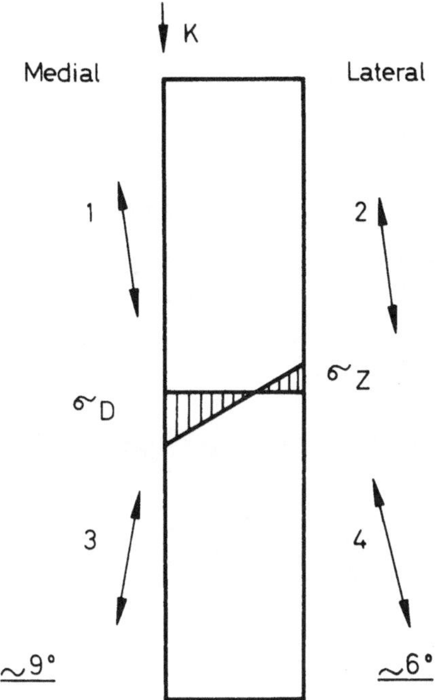

Abb. 35. Schema der Beziehungen zwischen Biegungsspannungen und Osteonachsenrichtungen im Femurschaft. *K* Exzentrisch einwirkende Kraft, *D* Druckspannungen, *Z* Zugspannungen. *1* Richtung der Druckspannungen, *2* Richtung der Zugspannungen, *3* Richtung der Osteonachsen auf der Druckseite, *4* Richtung der Osteonachsen auf der Zugseite

Tabelle 15. *Durchschnittswerte der gleichgerichteten Neigungswinkel der medialen und lateralen Osteonachsen in den 4 Querschnitten des Femurschaftes*

Querschnitt	Medial	Lateral
d—d_1	11°	5°
c—c_1	6°30′	9°
b—b_1	10°	4°
a—a_1	5°50′	5°30′
Durchschnittswert	*~8°*	*~6°*

Osteonachsen liegen auffallenderweise auf der medialen Seite vorwiegend in der Richtung des hier anzunehmenden Biegungsdruckes, auf der lateralen Seite vorwiegend in der Richtung des Biegungszuges. Berechnet man aus der Größe der gleichgerichteten Neigungswinkel den medialen und lateralen Durchschnittswert für jeden Transversalschnitt (a—a_1 bis d—d_1) und hieraus den Gesamtdurchschnittswert der Winkelgröße für die mediale und laterale Seite des Femurschaftes (Tabelle 15 und Abb. 35), so ergibt sich, *daß der Neigungswinkel α auf der medialen Seite ~8°, auf der lateralen Seite ~6° beträgt.* Aus früher dar-

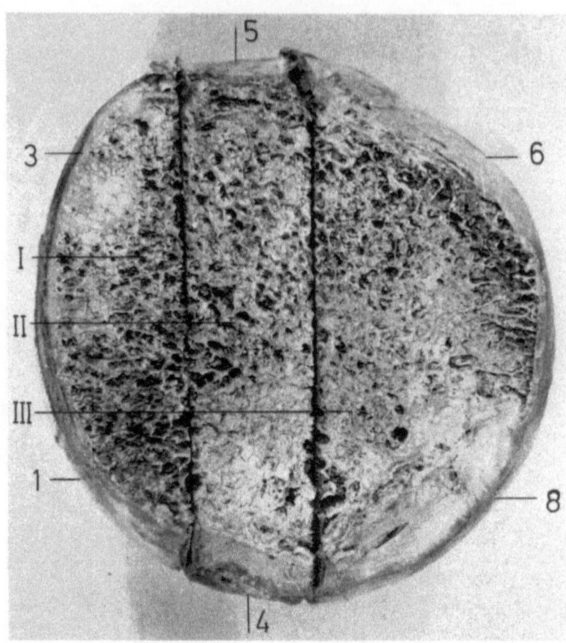

Abb. 36. Querschnitt e—e_1 senkrecht zur c-Achse des Halses in der Übergangsregion vom Hals zum Kopf des Oberschenkelknochens (s. Abb. 23). *I* ventraler Frontalschnitt, *II* mittlerer Frontalschnitt, *III* dorsaler Frontalschnitt. *I/1* medialwärts, *3* lateralwärts; *II/4* medial, *5* lateral; *III/6* lateralwärts, *8* medialwärts (Vergr. 1:2)

gelegten Gründen (S. 38f.) hat die *Zug*spannung eine geringere Größe als die *Druck*spannung, womit im Zusammenhang stehen könnte, *daß der Neigungswinkel auf der lateralen Seite um* ~*2° kleiner ist als auf der medialen Druckseite.*

b) Osteonuntersuchungen an Dünnschliffen von Querschnitten des Halses und des Kopfes des Oberschenkelknochens

Es handelt sich um die folgenden Femurquerschnitte: e—e_1: Querschnitt senkrecht zur *c*-Achse des Halses *in der Übergangsregion vom Hals zum Kopf* des Oberschenkelknochens (Abb. 23 und 36), f—f_1: Querschnitt parallel zu e—e_1 im Bereich der *Fovea capitis femoris* (Abb. 23 und 37).

Die Dicke der Corticalis

Die Corticalis wird cranialwärts — offenbar als Folge des Funktionsschwundes ihrer Formelemente — zunehmend dünner. Sie ist auf den Querschnitten e—e_1 und f—f_1 bei Lupenvergrößerung nur als ein *sehr schmaler Saum* zwischen der gut entwickelten Periostschicht und der Spongiosa zu erkennen. Lediglich im medialen Bereich des dorsalen Querschnittanteils von *e*—e_1 ist sie zu einem 1—2 mm dicken und ~20 mm langen Band verstärkt; eine ähnliche Zunahme der Corticalissubtanz befindet sich auf der lateralen Seite des ventralen Anteils dieses Querschnitts in Form eines ~2 mm breiten und 6 mm langen Streifens.

Derartige begrenzte Verbreiterungen der Corticalis sind in der Zirkumferenz des Querschnittes f—f_1 nicht zu erkennen.

Genität und Morphologie der Osteone

Die Zahl der Osteone ist in der schmalen Corticalis der Querschnitte e—e_1 und f—f_1 gegenüber derjenigen im Rindenbereich besonders der distalen Transversalschnitte des Femurschaftes bedeutend vermindert.

An vielen Stellen des Querschnittes e—e_1 (z.B. im medialen Abschnitt des ventralen und mittleren sowie im lateralen Bereich des dorsalen Querschnittanteils) liegen die Formelemente spärlich verstreut oder fehlen völlig (Tabelle 16). In solchen Zonen sind nur quer- oder (selten) längsgetroffene Blutgefäße sowie meistens plumpe Osteocyten in reichhaltiger Zahl nachweisbar, die vielfach ungeordnet, bisweilen in die Richtung gut ausgebildeter Tangentiallamellen eingeregelt sind.

Morphologisch ist die „Ausbildungsschwäche" der Osteone, die bereits in dem Transversalschnitt d—d_1 bemerkbar wurde, viel ausgeprägter. Die Mehrzahl der ungleich verteilten und verschieden großen, bisweilen länglich-ovalen Osteone ist blaß, verwaschen konturiert, ohne detaillierte Innenstruktur; sie sind erst nach Einschaltung des Analysators als Formelemente mit Lamellenstruktur und über-

Tabelle 16. *Häufigkeit der Osteone in verschiedenen Corticalisabschnitten des Femurquerschnittes e—e_1 auf Abb. 23*

Corticalis-abschnitt	Abb. 36 Nr.	Zahl der Osteone pro Flächeneinheit (FE)												Durch-schnittswert pro FE	
Dorsale Seite	*III*														*5,6*
lateralwärts	6	0	0	2	0	0	0	0	0	0	0	0	0	0,2	
medialwärts	8	10	11	13	11	11	14	14	14	8	13			11,0	
		13	11	13	4										
Mediale Seite	*II/4*	3	1	0	0	8								2,4	*2,4*
Ventrale Seite	*I*														*3,2*
medialwärts	1	0	0	0	1	4	10	2	0	0	0	0	0	1,4	
lateralwärts	3	6	8	8	1	6	5	5	6	6	4			5,0	
		5	2	3											
Laterale Seite	*II/5*	7	6	1	6	3	7	6	6					5,2	*5,2*

wiegend regelmäßiger Steigungsfolge deutlicher zu erkennen und im Netzquadrat zu zählen (Tabelle 16). Polarisationsoptisch kommen gelegentlich auch schwache, verzerrte Brewster-Kreuze sowie sehr vereinzelt „braune Osteone" zur Beobachtung. Nur dort, wo die Corticalis kräftiger ausgebildet ist (s. oben), werden auch bei einfacher mikroskopischer Betrachtung gut erkenn- und zählbare Osteone angetroffen. Der Vorgang der Abnahme und morphologischen Verwaschenheit

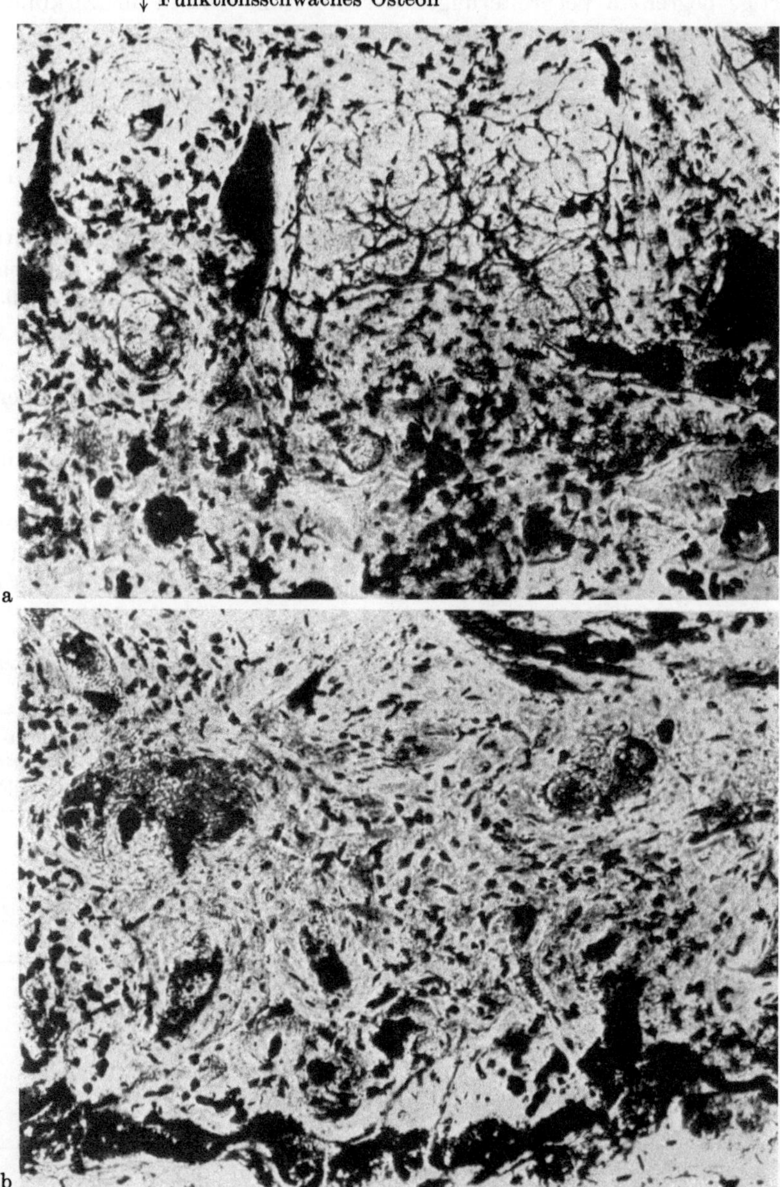

Abb. 37. Mikrophoto von dem ventralen (a) und dem dorsalen (b) Corticalissaum des Querschnittes f—f_1 durch den Femurkopf. Man erkennt nur vereinzelte, völlig uncharakteristische, blasse, unscharf konturierte „funktionsschwache" Osteone. Außerdem bogig verlaufende Lamellenstrukturen mit vielfach eingeregelten Osteocyten (b) (Vergr. 50fach)

der Osteone setzt sich *im Querschnitt f—f_1* fort: An vielen Stellen des schmalen Corticalissaumes sind auch polarisationsmikroskopisch keine Osteone zu finden, an anderen einige wenige, die bei einfacher mikroskopischer Betrachtung meistens

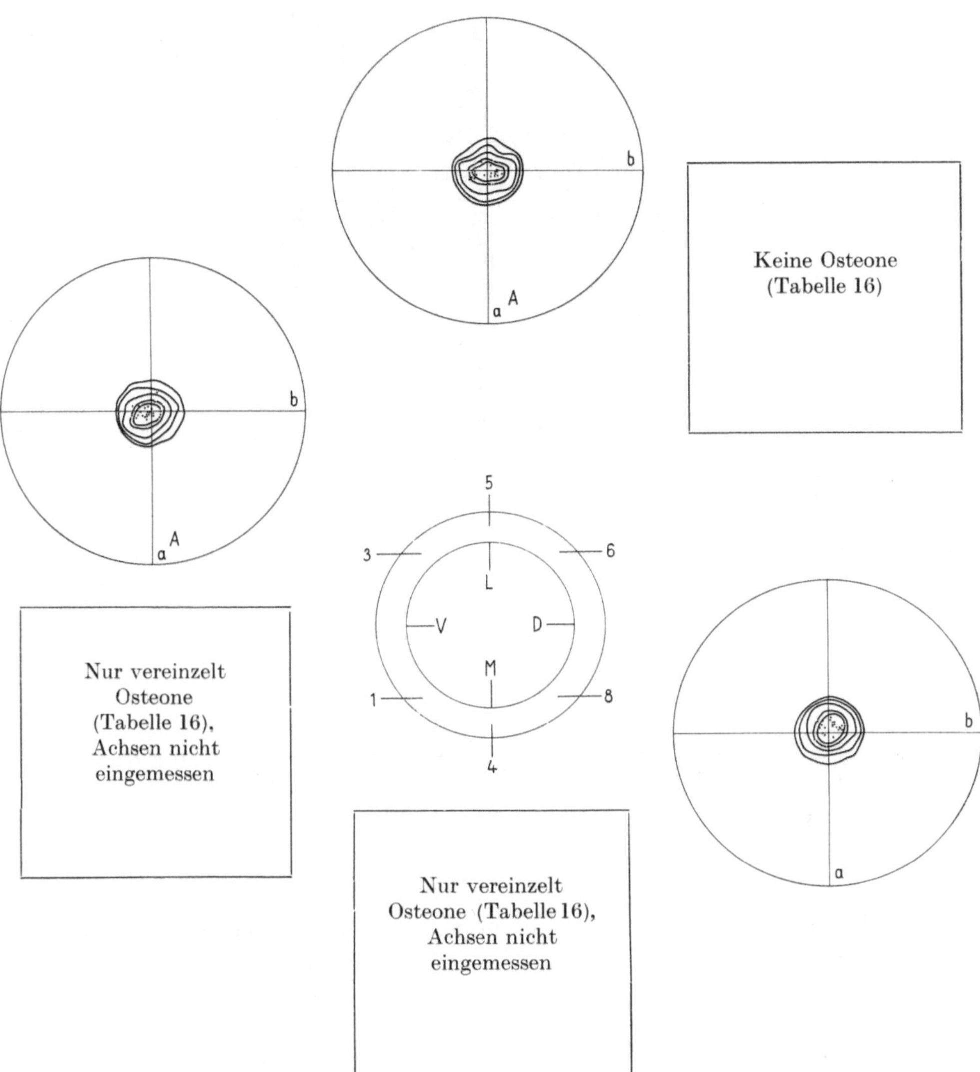

Abb. 38. Punktdiagramme (je 25 Osteone) und entsprechende Isoliniendiagramme von einzelnen Abschnitten des Femurquerschnittes e—e_1 (Abb. 36). Dieser Querschnitt liegt senkrecht zur Halsachse c und in der Übergangsregion vom Hals zum Kopf des Oberschenkelknochens. In seinem Bereich besteht axiale (rotationssymmetrische) Anordnung der Osteonachsen. Die Besetzungsdichten der Diagramme entsprechen von innen nach außen 50—40—20—10—5% der Gesamtpunktzahl. *V* ventrale Seite, *M* mediale Seite, *L* laterale Seite, *D* dorsale Seite, *1* medialwärts, *3* lateralwärts, *4* medial, *5* lateral, *6* lateralwärts, *8* medialwärts

nur als Schatten, polarisationsoptisch etwas deutlicher als ungleich große, vielfach verzerrte Formelemente zu erkennen sind; Brewster-Kreuze fehlen (Abb. 37). Auf der ventralen Seite des Querschnittes f—f_1 entfallen im Durchschnitt 4,

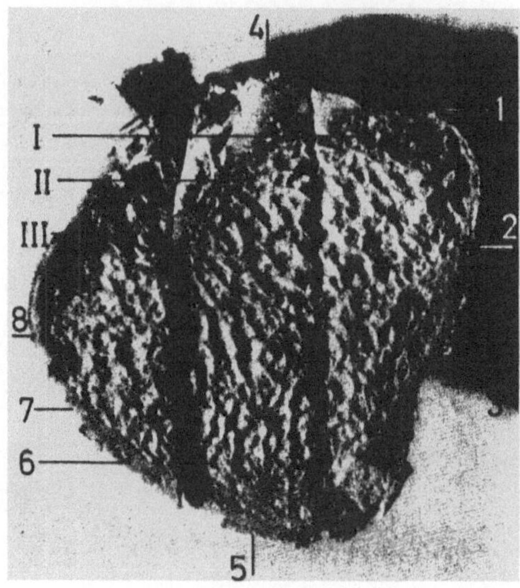

Abb. 39. Querschnitt g—g_1 durch die Basis des Trochanter major (Abb. 23). Die *c*-Achse bildet das Lot auf den Querschnitt; die *b*-Achse verläuft senkrecht hierzu und parallel zu den Frontalschnittebenen. *I* ventraler Frontalschnitt, *II* mittlerer Frontalschnitt, *III* dorsaler Frontalschnitt. *I*/*1* medialwärts, *2* Mitte, *3* lateralwärts; *II*/*4* medial, *5* lateral; *III*/*6* lateralwärts, *7* Mitte, *8* medialwärts

auf der dorsalen Seite 2 Osteone auf ein Netzquadrat. Kräftige, oft bogig verlaufende Lamellenstrukturen stehen im Vordergrund; die Zahl der Osteocyten schwankt, sie können in die Faserrichtung der Lamellen eingeregelt sein.

Tropie der Osteone

Die Einmessung der Osteonachsenrichtungen bereitete wegen der geringen Zahl und der mangelhaften Ausbildung der Formelemente Schwierigkeiten; sie konnte im Querschnitt e—e_1 nur auf der lateralen Seite des ventralen und mittleren Frontalschnittes sowie auf der medialen Seite des dorsalen Frontalschnittes exakt durchgeführt werden (Abb. 38), im Querschnitt f—f_1 mußte sie unterbleiben. Die Isoliniendiagramme zeigen, daß in allen drei genannten Bezirken eine hochsymmetrische (axiale) Anordnung der Osteonachsenrichtungen vorhanden ist.

Diese Parallelstellung der Osteonlängsachsen zur Längsachse des Femurhalses ist sehr wahrscheinlich darin begründet, daß *die Corticalisosteone nicht beansprucht, funktionslos sind.* Hierfür spricht nicht nur, daß ihre Zahl auffallend vermindert ist, sondern auch, daß sie morphologisch meistens die typische „Ausbildungsschwäche" zeigen. Die im Femurhals sehr kräftig entwickelte Spongiosa fängt in dem medialen Trajektorienbündel die auf dem Femurkopf lastende Beanspruchung auf (Einzelheiten s. S. 34, 38); *wird aber in einem Trajektoriensystem genügend Widerstand geleistet, so ist eine Widerstandsleistung auf andere Weise (z. B. durch Osteone) nicht nötig.*

Eine Parallelorientierung der Osteonlängsachsen zur Knochenlängsachse kann aber nicht nur als *Ausdruck einer Funktionslosigkeit der Osteone,* sondern auch *einer Reaktionsweise auf ausschließliche Druckbeanspruchung definiert werden;* letzteres ist beispielsweise im Bereich der neutralen Achse des Femurschaftes der Fall.

c) Osteonuntersuchungen an Dünnschliffen von Querschnitten des Trochanter major

Es handelt sich um folgende Femurquerschnitte: $g—g_1$: Querschnitt *durch die Basis des Trochanter major;* die c-Achse bildet das Lot auf den Querschnitt, die b-Achse verläuft senkrecht hierzu, parallel den Frontalschnittebenen (Abb. 23 und 39), $h—h_1$: Querschnitt *durch das obere Drittel des Trochanter major* (Abb. 23).

Die Dicke der Corticalis

Der schmale Saum der Corticalis geht ohne deutliche Abgrenzung in die Spongiosa über, weshalb ihre Dicke, an verschiedenen Stellen des Querschnittes $g—g_1$ gemessen, nur approximativ mit 0,5—1,0—1,5 mm angegeben werden kann.

Genität und Morphologie der Osteone

Ähnlich wie in den Querschnitten $e—e_1$ und $f—f_1$ ist auch in der Corticalis der Trochanterquerschnitte $g—g_1$ und $h—h_1$ die Zahl der Osteone gegenüber derjenigen in den distalen Querschnitten des Femurschaftes bedeutend geringer; streckenweise fehlen die Osteone ganz. Besonders im *Querschnitt* $g—g_1$ tritt diese Abnahme der Formelemente in Erscheinung; die Zählung im Netzquadrat (Tabelle 17) konnte nur polarisationsoptisch durchgeführt werden. Von einigen Ausnahmen abgesehen, handelt es sich um Osteone, die ohne Einschaltung des Analysators nicht oder nur als sehr blasse, unscharf kontu-

Tabelle 17. *Häufigkeit der Osteone in verschiedenen Corticalisabschnitten des Querschnittes* $g—g_1$ *(Abb. 23) durch die Basis des Trochanter major*

Corticalis-abschnitt	Abb. 39 Nr.	Zahl der Osteone pro Flächeneinheit (FE)	Durchschnittswert pro FE	
Dorsale Seite	*III*			*4,6*
lateralwärts	6	5 4 3 3 2 3 3 6 5 4 5 8 2 6 4	4,2	
Mitte	7	0 0 1 2 0 3 6	1,7	
medialwärts	8	$\frac{4}{2}$ $\frac{3}{2}$ $\frac{7}{2}$ 8 $\frac{2}{2}$ $\frac{8}{2}$ $\frac{4}{2}$ $\frac{6}{2}$ $\frac{2}{2}$ $\frac{3}{2}$ $\frac{1}{2}$	8,0	
Mediale Seite	*II*/4	4 6 3 3 3 1 2 4 4 0 6	3,3	*3,3*
Ventrale Seite	*I*			*1,6*
medialwärts	1	0 0 0 0 0 0		
Mitte	2	0 0 0 0 0 0		
lateralwärts	3	0 0 0 4 3 3 0 0 4 2 2	1,6	
Laterale Seite	*II*/5	3 3 1 2	2,2	*2,2*

rierte, häufiger verzerrte „Schattenosteone" zu erkennen sind; Brewster-Kreuze oder „braune Osteone" sind nicht nachweisbar. Die Corticalis durchziehen vielfach zu Strängen zusammengeschlossene Fasern, in deren Verlaufsrichtung Osteocyten eingeregelt sein können; diese liegen auch als plumpe, isotrop angeordnete Formen zwischen Querschnitten von Blutgefäßen.

Im *Querschnitt* h—h_1 bietet sich grundsätzlich dasselbe mikroskopische Bild. Die unregelmäßig in die Corticalis eingestreuten Osteone sind auch bei polarisationsoptischer Betrachtung so verwaschen, daß eine exakte Einmessung ihrer Achsenrichtungen nicht möglich ist. Viele Formelemente sind auffallend *bräunlich* gefärbt, morphologisch können sie den typischen „braunen Osteonen" (S. 53, 63) nicht mit Sicherheit zugerechnet werden. Brewster-Kreuze sind nicht nachweisbar. Die Zahl der Osteone pro FE beträgt durchschnittlich im dorsalen Frontalschnitt: 5,5; im mittleren Frontalschnitt medial: 3,4; lateral 2,2; im ventralen Frontalschnitt: 1,4.

In den teilweise breiten Lamellenzügen mit häufiger bogigem Verlauf und wechselnder Faserrichtung können Osteocyten fehlen oder anisotrop angeordnet sein.

Tropie der Osteone

Vergleicht man Abb. 12 oder 41 mit Abb. 11a oder 23, so wird deutlich, daß der Trochanter major beim Neugeborenen nur angedeutet ist, erst während der postnatalen Entwicklung erhält er seine hervorspringende Gestalt. Die Herausbildung des Trochanters zu einem mächtigen, mit seinem proximalen Ende medialwärts etwas überhängenden Knochenhebel (Abb. 23) ist *Ausdruck einer gestaltlichen Anpassung an die das Hüftgelenk abduzierenden Zugkräfte der Musculi glutaeus medius und minimus*, die am Trochanter inserieren und deren Drehmoment mit 168 dasjenige des mächtigen M. glutaeus maximus (157,6) noch übersteigt (Tabelle 3).

Das Fehlen bzw. die asthenische Ausbildung der Osteone einerseits, das stärkere Hervortreten von breiteren Faserbündeln (Tangentiallamellen) andererseits in der Corticalis des Trochanters spricht für die Richtigkeit der dargelegten Auffassung (S. 64), daß den Osteonen für das Auffangen von *Muskel*-Zug *keine* funktionelle Bedeutung zukommt, *diese Aufgabe vielmehr die Kollagenfasern der Tangentiallamellen (bzw. entsprechender Faserzüge) übernehmen.*

Nur in der medialen und lateralen Corticalis des dorsalen sowie in der medialen Corticalis des mittleren Frontalschnittes des Trochanterbasisquerschnittes g—g_1 waren die Osteone zahlenmäßig etwas häufiger und morphologisch deutlicher ausgebildet, so daß die *Bestimmung ihrer Achsenrichtungen* möglich war. Es ergab sich in allen drei Meßbereichen die erwartete etwa axialsymmetrische Anordnung der Osteonachsenrichtungen (Abb. 40) als Ausdruck der Funktionsschwäche der Osteone (Einzelheiten S. 72).

d) Osteonuntersuchungen an Dünnschliffen von Transversalschnitten des Femurschaftes eines 2 Tage alten Kindes

Es handelt sich um folgende Femurquerschnitte (Abb. 41): z—z_1: Querschnitt durch den unteren Femurschaft (im Bereich der Markhöhle), x—x_1: Querschnitt durch den oberen Femurschaft (entsprechend etwa der Lage des Transversalschnittes c—c_1 des Femurschaftes des Erwachsenen auf Abb. 23).

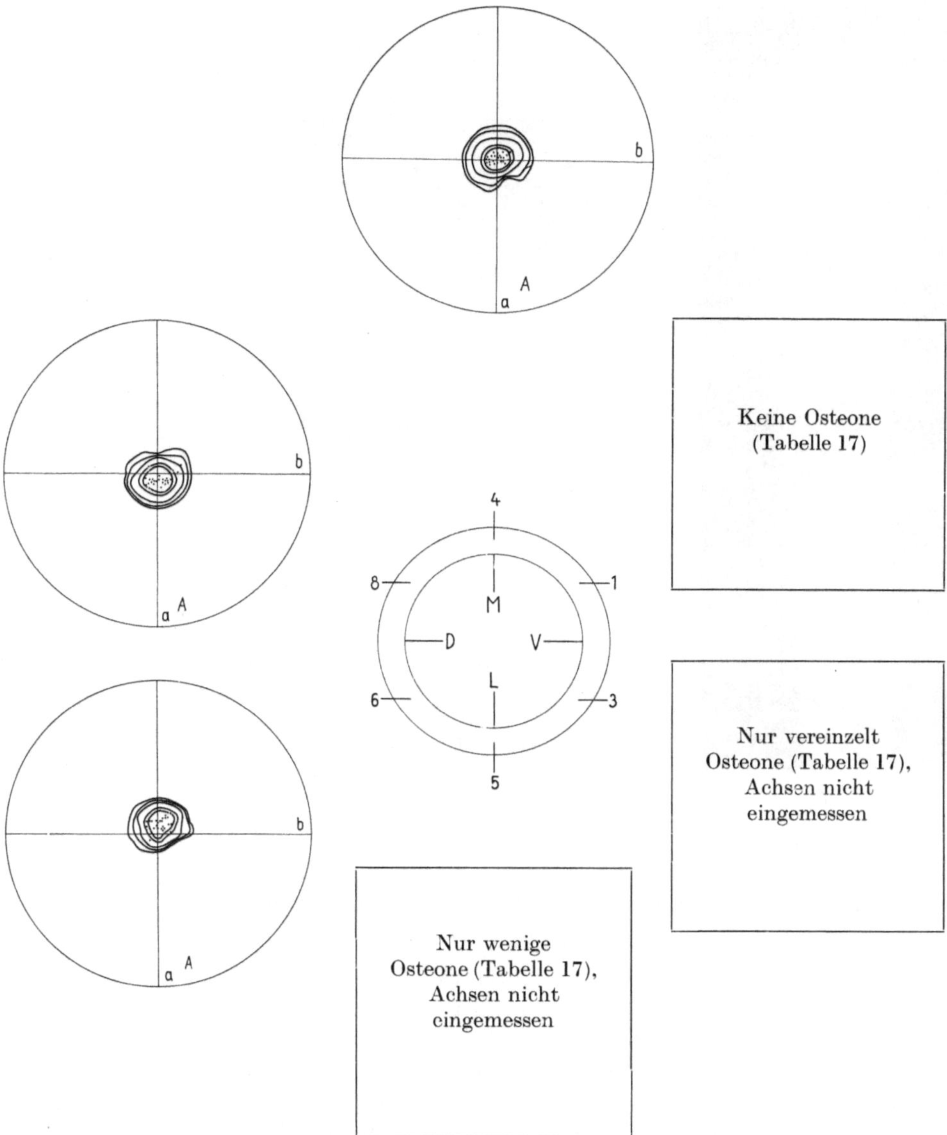

Abb. 40. Punktdiagramme (je 25 Osteone) und entsprechende Isoliniendiagramme von einzelnan Abschnitten des Trochanterbasisquerschnittes g—g_1 (Abb. 23 und 39). Die Besetzungsdichten der Diagramme entsprechen von innen nach außen 50—40—20—10—5% der Gesamtpunktzahl. Die *c*-Achse ist das Lot auf den Trochanterquerschnitt, die *b*-Achse verläuft senkrecht hierzu und parallel zu den Frontalschnittebenen. *V* ventrale Seite, *M* mediale Seite, *L* laterale Seite, *D* dorsale Seite, *A* Messung der Osteonachsenrichtungen nach Einschaltung des Analysators. *1* medialwärts, *3* lateralwärts, *4* medial, *5* lateral, *6* lateralwärts, *8* medialwärts

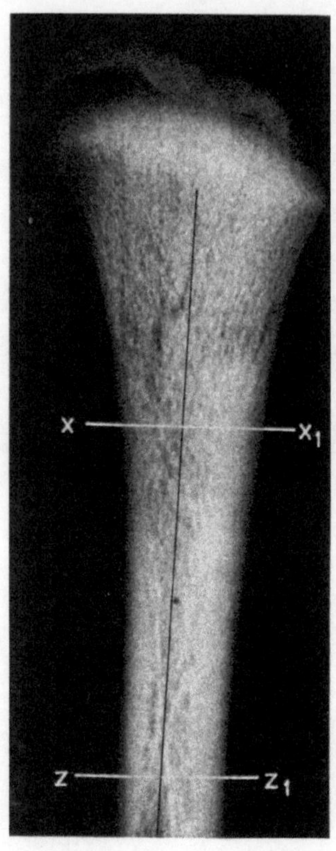

Abb. 41

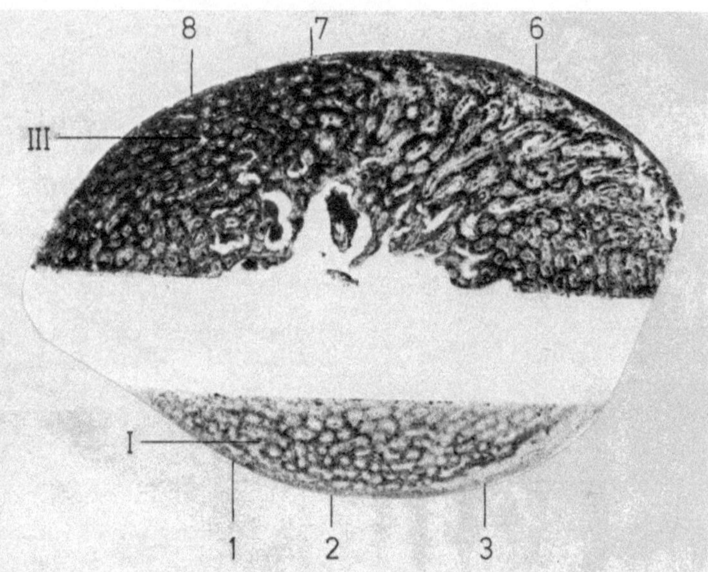

Abb. 42. Dorsaler und ventraler Anteil des Femurtransversalschnittes z—z_1 (Abb. 41) eines 2 Tage alten Kindes. I ventraler Frontalschnitt: *1* medialwärts, *2* Mitte, *3* lateralwärts. *III* dorsaler Frontalschnitt: *6* lateralwärts, *7* Mitte, 8 medialwärts(Vergr. 10fach)

Abb. 41. Ventraler Frontalschnitt durch das linksseitige coxale Femurende eines zwei Tage alten Kindes. x—x_1 und z—z_1 Lage der mikroskopisch und am *U*-Tisch untersuchten Transversalschnitte

Genität und Morphologie der Primitivosteone

Im anatomischen Schrifttum wird die Auffassung vertreten, daß bei der Geburt und in den ersten Lebensjahren der Knochen aus *Kollagenfaserbündeln* besteht, die zu einem die Knochenzellen (Osteocyten) einschließenden Flechtwerk geordnet sind und die nach Einlagerung von Knochengrundsubstanz den *Geflecht- oder Faserknochen* bilden. Dieser bleibt bei Amphibien, Reptilien und einigen Säugetieren zeitlebens erhalten, beim Menschen vollzieht sich während der Kindheit der Umbau zum Lamellenknochen, wobei die Einzelheiten dieses Vorganges noch nicht geklärt sind (Bargmann, 1967). Dem Geflechtknochen sollen also noch die Lamellensysteme des Knochens des Erwachsenen fehlen. Um so mehr überraschte die Beobachtung, daß in den Transversalschnitten z—z_1 und x—x_1 (Abb. 42 und 44) des mir zur Verfügung stehenden Oberschenkelknochens eines 2 Tage alten Kindes meist dicht nebeneinanderliegende Osteone bzw. Osteonanlagen deutlich abgrenzbar waren. Da sich ihre Struktur von derjenigen der Corticalisosteone des Erwachsenen vielfach unterscheidet, ist es gerechtfertigt, *die Formelemente des Neugeborenen als Ur- oder Primitivosteone besonders zu kennzeichnen.* Zu ihren Merkmalen gehört: Das meistens relativ große, scharf begrenzte Lumen der Haversschen Kanäle ist unregelmäßig bald rundlich oder längsoval, bald sanduhrförmig gestaltet (Abb. 43a und b, 45b und c), häufiger kommunizieren die Kanäle noch mit benachbarten, worauf das Zustandekommen der Sanduhrformen (Abb. 45c) beruhen dürfte. An einigen Gefäßquerschnitten ist zu erkennen, daß *ihr Lumen bereits von zarten Lamellen mehrschichtig umschlossen wird*, aus denen die endgültigen Lamellensysteme durch zentripetales Wachstum hervorgehen, wie Amprino (1963) mit Recht annimmt; er vertritt auch die begründete Auffassung, daß die Osteongröße von Anfang an durch die Ausdehnung der Lumina der Haversschen Kanäle determiniert ist. Bei starker Vergrößerung (200fach) erkennt man bisweilen in der Wand des Kanälchenlumens eine feingranulierte Schicht; stets wird es von einem breiten, morphologisch wenig differenzierten *Wall mit reichlicher Einlagerung meist noch plumper Osteocyten umgeben*, von denen mehrere bereits die charakteristischen kleinen Fortsätze tragen. In keiner Zone der beiden Querschnitte $z—z_1$ und $x—x_1$ konnten Brewster-Kreuze nachgewiesen werden. Es ist vorstellbar, daß sich die primitiven

Tabelle 18. *Häufigkeit der Osteone in verschiedenen Corticalisabschnitten des Femurquerschnittes $z—z_1$ auf Abb. 41*

Corticalis-abschnitt	Abb. 42 Nr.	Zahl der Osteone pro Flächeneinheit (FE)	Durch-schnittswert pro FE	
Dorsale Seite	*III*			*18*
lateralwärts	6	10 20 $\frac{9}{2}$ 21	14	
Mitte	7	18 18 15	17	
medialwärts	8	24 $\frac{11}{2}$ 17 22	21	
Ventrale Seite	*I*			*27*
medialwärts	1	$\frac{14}{2}$ 30	29	
Mitte	2	30	30	
lateralwärts	3	26 $\frac{6}{2}$	21	

periosteonalen Wälle mit fortschreitender Entwicklung der Lamellen zurückbilden. Die Primitivosteone sind über den Querschnitt $z—z_1$ etwa regelmäßig verteilt (Abb. 42) und zahlenmäßig pro FE festzustellen (Tabelle 18).

Im kleinen *ventralen* Abschnitt des oberen Femurquerschnittes $x—x_1$ ist die Verteilung der Primitivosteone ebenfalls gleichmäßig, ihre Zahl beträgt wegen der geringen Ausdehnung dieses Abschnittes (Abb. 44) nur 35; im größeren *dorsalen* Abschnitt erkennt man lediglich in einer eng begrenzten lateralen Zone etwa 16 deutlich ausgebildete, dicht gestellte Osteone (Abb. 45b), im medialen Bereich dieses Abschnittes sind nur ganz vereinzelt undeutlich konturierte Primitivosteone festzustellen (Abb. 45a): Das Bild entspricht grundsätzlich demjenigen,

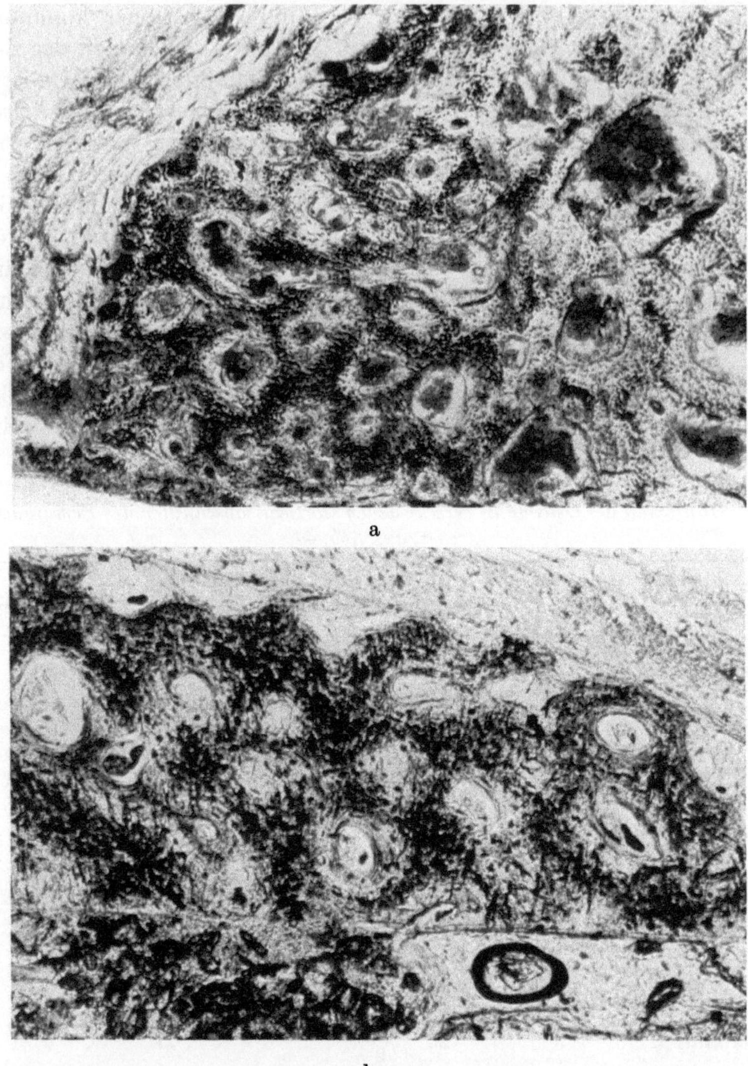

a

b

Abb. 43. Mikrophoto aus dem dorsalen (a) und dem ventralen (b) Bereich des Transversalschnittes z—z_1 auf Abb. 41. Zahlreiche Primitivosteone. Vergr. 50fach

das die Transversalschnitte b—b_1 und c—c_1 des Femurschaftes des Erwachsenen bieten: Auch hier sind die Osteone im dorsalen Bereich nur spärlich anzutreffen oder fehlen völlig.

Tropie der Primitivosteone

Die Tropie der Primitivosteone konnte im *unteren* Transversalschnitt des Femurschaftes z—z_1 in 6 Zonen ermittelt werden, im medialen, mittleren und lateralen Bereich des ventralen und dorsalen Querschnittabschnittes. Im *oberen*

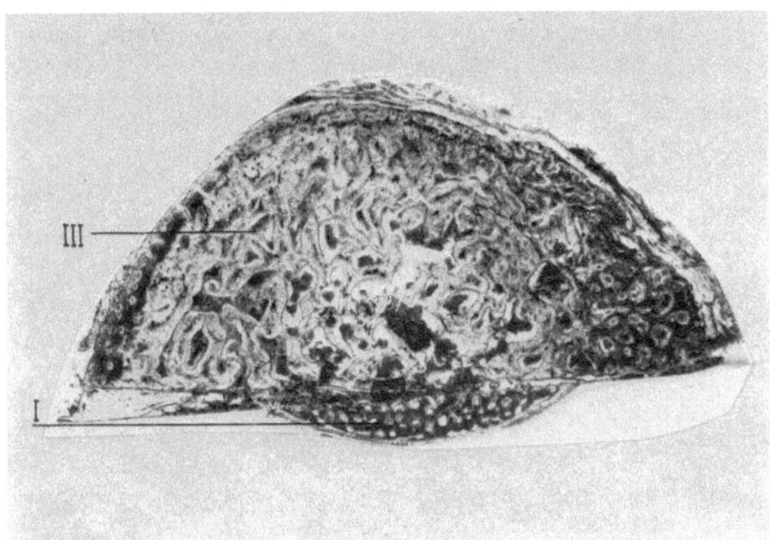

Abb. 44. Dorsaler und ventraler Anteil des Femurtransversalschnittes $x—x_1$ (Abb. 41) eines 2 Tage alten Kindes. *I* ventraler Frontalschnitt, *III* dorsaler Frontalschnitt. (Vergr. 50fach)

Femurquerschnitt $x—x_1$ war die Einmessung der Achsenrichtungen nur im *ventralen* Abschnitt möglich und zwar mußte wegen der Kleinheit des Präparates (Abb. 44) der mediale, mittlere und laterale Bereich desselben für *eine* Bestimmung zusammengefaßt werden. Im *dorsalen* Abschnitt des Querschnittes $x—x_1$ war die Zahl der Primitivosteone in allen Bereichen so gering, daß eine Achsenverteilungsanalyse am U-Tisch nicht durchgeführt werden konnte.

Das *Ergebnis* aller Einmessungen von Primitivosteonachsen — auf Abb. 46 und 47 in Isoliniendiagrammen dargestellt — ist völlig einheitlich: *In allen eingemessenen Corticalisbereichen des Femurschaftes eines Neugeborenen ist die c-Achse der Primitivosteone parallel zur c-Achse (Längsachse) des Femurschaftes ausgerichtet.*

Dies bedeutet aber, daß ein grundsätzlicher gefügekundlicher Unterschied zu dem an den Corticalisosteonen des Femurschaftes des Erwachsenen erhobenen Befund besteht: Während bei diesem in den medialen und lateralen Bezirken aller 4 Transversalschnitte ($a—a_1$ bis $d—d_1$) die Formelemente nicht mehr — wie im Bereich der neutralen Achse — parallel zur c-Achse des Femurschaftes, sondern schräg zu dieser gestellt sind, an die Stelle der axialen (rotationssymmetrischen) Anordnung also eine niedersymmetrische (monokline oder trikline) getreten ist, *sind die c-Achsen der — noch unbelasteten — Primitivosteone auch in den medialen und lateralen Querschnittsbereichen höchstsymmetrisch (axialsymmetrisch) angeordnet. Aus diesen Beobachtungen darf gefolgert werden, daß die Achsenschrägstellung der Osteone in den medialen und lateralen Zonen der Femurschaftcorticalis des Erwachsenen eine während des Lebens infolge der Belastung der unteren Extremität erworbene Eigenschaft ist; sie ist der Ausdruck einer funktionellen Anpassung der Corticalisformelemente an die durch den aufrechten Gang bewirkte Biegungsbeanspruchung.*

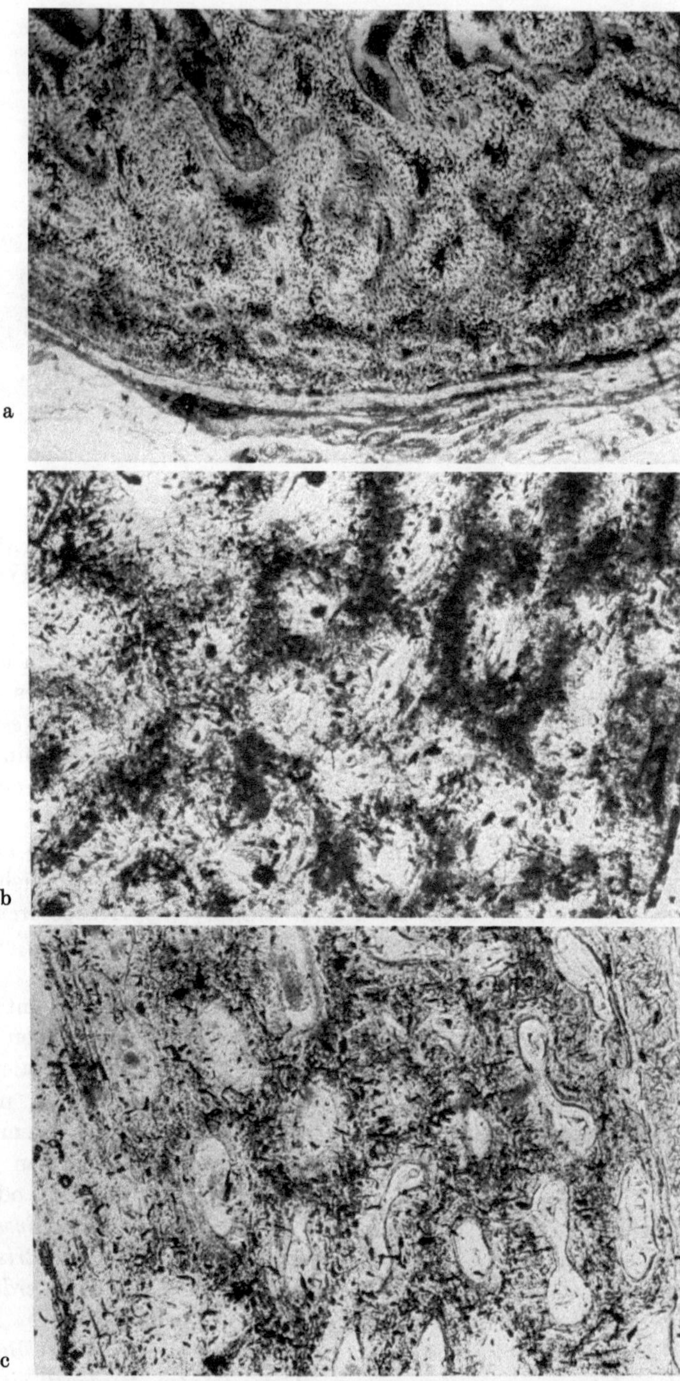

Abb. 45 a—c

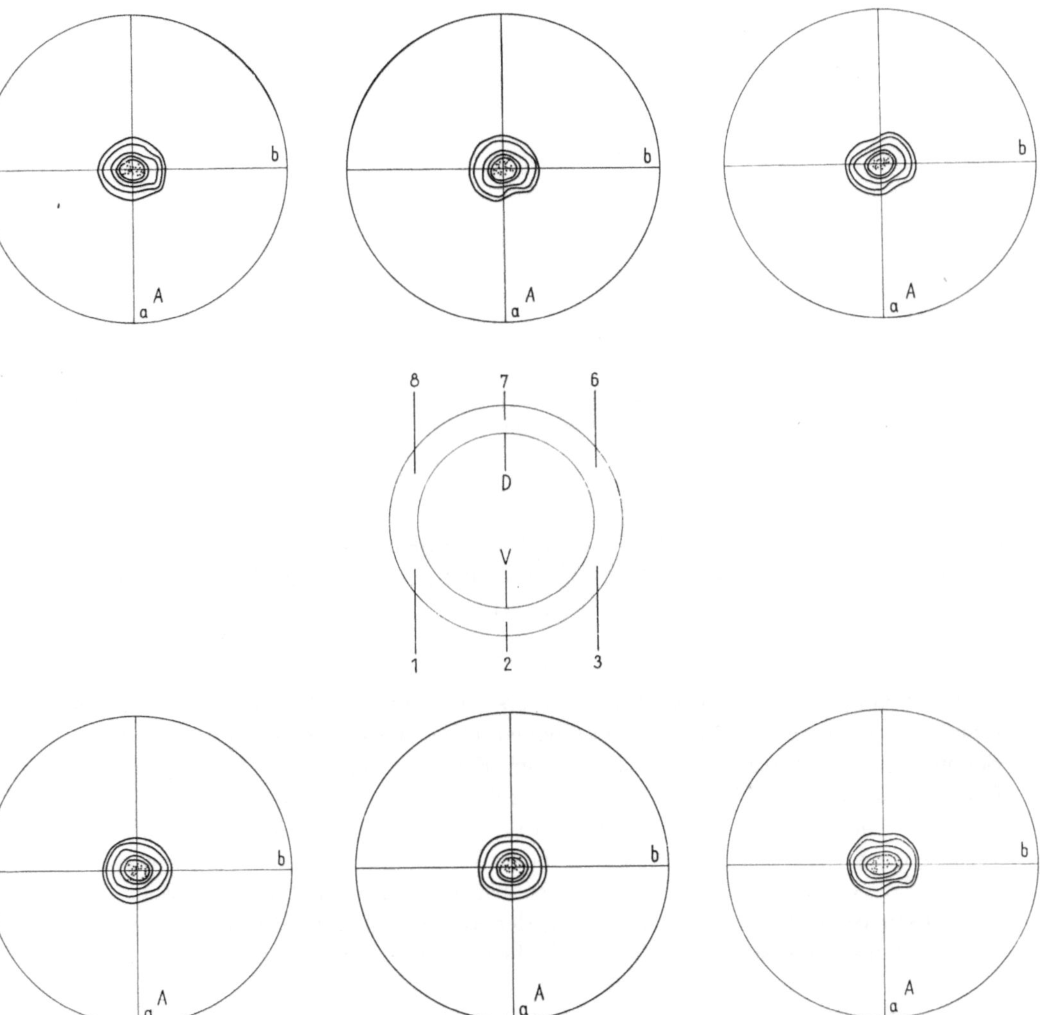

Abb. 46. Punktdiagramme (je 25 Osteone) und entsprechende Isoliniendiagramme von einzelnen dorsalen und ventralen Abschnitten des Femurtransversalschnittes z—z_1 (Abb. 41) eines 2 Tage alten Kindes. Die Besetzungsdichten der Diagramme entsprechen von innen nach außen 50—40—20—10—5% der Gesamtpunktzahl. *D* dorsaler Frontalschnitt: *6* lateralwärts, *7* Mitte, *8* medialwärts. *V* ventraler Frontalschnitt: *1* medialwärts, *2* Mitte, *3* lateralwärts. *a*=a-Achse, *b*=b-Achse des Koordinatengefüges. *A* Messung der Osteonachsenrichtungen nach Einschaltung des Analysators. Axiale (rotationssymetrische) Anordnung aller Osteonachsen

Abb. 45. Mikrophoto von dem Transversalschnitt x—x_1 auf Abb. 41. *a* Mittlerer Abschnitt des dorsalen Querschnittanteils: Nur vereinzelt undeutlich konturierte Primitivosteone (Vergr. 20fach), *b* lateraler Abschnitt des dosalem Qruerschnittanteils: in begrenzter Zone dicht stehende Primitivosteone verschiedener Größe (Vergr. 20fach), *c* Primitivosteone im lateralen Bereich des ventralen Querschnittanteils (Vergr. 50fach). Die besonders auf Abb. 45c zu erkennenden schwarzen, punktförmigen Einsprenglinge sind Schleifrückstände

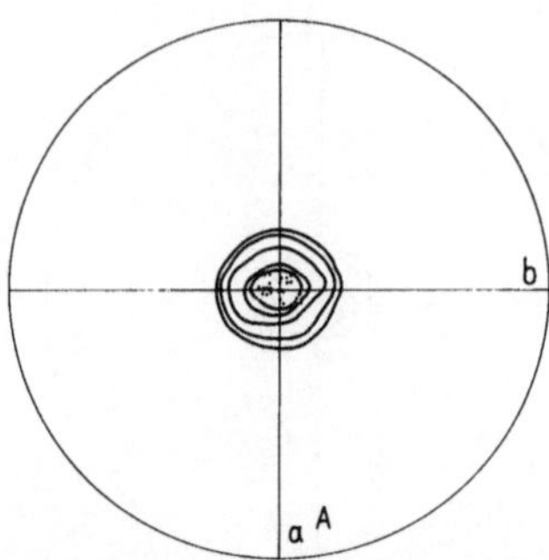

Abb. 47. Punktdiagramm (25 Osteone) und entsprechendes Isoliniendiagramm von dem gesamten ventralen Transversalschnitt x—x_1 (Abb. 41) eines 2 Tage alten Kindes. Besetzungsdichte des Diagramms entspricht von innen nach außen 50—40—20—10—5% der Gesamtpunktzahl

I. Winkelmessungen an Spongiosazügen; Beziehungen zwischen Beanspruchung des coxalen Femurendes und Trajektorien

1. Vorbemerkung

Die Spongiosaarchitektur ist seit den ersten Veröffentlichungen von Culmann (1866) und v. Meyer (1867) immer von neuem Gegenstand der Forschung gewesen. Schon v. Meyer hatte im Ersatz der vom Knochen für die zu leistende Tragfähigkeit nicht nötigen Compactamasse durch ein System von Bälkchen, Blättern und Stäbchen das Prinzip der spongiösen Leichtbauweise vermutet. Der Materialverringerung kann der Knochen nur dann mit dem erforderlichen Widerstand gegen die wirkenden Druck- und Zugbeanspruchungen entsprechen, wenn die spongiösen Strukturen in die Richtung der auftretenden Druck- und Zugspannungen eingeregelt sind. Als Ausdruck dieser Einregelung wurden die großen, zusammenhängenden, als *Trajektorien* bezeichneten Spongiosazüge gedeutet. Bereits Ward hatte 1838 bei Untersuchung der Spongiosastruktur des proximalen Femurendes ein von der medialen Corticalis aufsteigendes *Druckbündel* (Abb. 11 b) und ein hierzu bogenförmig lateralwärts verlaufendes *Zugbündel* beschrieben. Einige Autoren glauben auch rechtwinkelige Kreuzungen von Spongiosabälkchen, deren Bögen zugleich rechtwinkelig an der Corticalis beginnen und endigen sollen, also eine typische *Biegungskonstruktion*, im Femurgerüst nachgewiesen zu haben, wie sie Roux (1885/95) am Radius des Delphins beschrieben und an seiner Modellfigur (Abb. 4) eingezeichnet hat.

Diese Meinungsbildungen gründen auf Betrachtung anatomischer Darstellungen des proximalen Femurendes, später auf röntgenologischen und densitometrischen Knochenstudien oder auf Modellversuchen. Untersuchungen, die Spongiosastruktur *durch Einmessung der Bälkchenrichtungen auf zahlenmäßiger Grundlage* zu erfassen, wurden bisher nicht unternommen. So erklären sich die uneinheitlichen Auffassungen über die Struktur und Funktion der Spongiosa: Sudeck (1889) lehnte die Biegungstheorie ab, Knese (1956/58) folgerte aus statischen Experimenten und Belastungsberechnungen, daß die Spongiosa nur einer Druckbelastung einen erheblichen Widerstand leisten kann, Pauwels (1954) schloß aus theoretischen Überlegungen und spannungsoptischen Modellversuchen, daß Femurhals und -schaft auf Biegung und Schub beansprucht werden, Triepel (1904) widersprach jeder Trajektorienstruktur der Spongiosa.

2. Methode

Sofern die bisherigen Bemühungen, Einsicht in die Bedeutung der Spongiosaarchitektur zu gewinnen, nicht von spannungsoptischen Modellversuchen, sondern von Untersuchungen am Knochen selbst ausgingen, begnügte man sich in der Regel mit einer *Röntgenübersichtsaufnahme* des ganzen Knochens. Bei der Beurteilung eines so gewonnenen Bildes von der Spongiosastruktur wurde die Gleichartigkeit der Spannungsverteilung, mithin die Gleichheit des Bälkchenaufbaues in allen Teilen eines Querschnittes vorausgesetzt. Um die Richtigkeit dieser Annahme zu überprüfen, wurde für die vorliegenden Spongiosauntersuchungen der umgekehrte Weg gewählt: Von jedem der zwischen den Querschnitten $b—b_1$ bis $f—f_1$ liegenden ventralen, mittleren und dorsalen Frontalschnitte sowie von den entsprechenden drei Frontalschnitten des Trochanter major (Abb. 23) wurden Dünnschliffe angefertigt.

Im ganzen standen 15 Dünnschliffe für die mikroskopische Untersuchung und *für die Einmessung der Richtung aller markanten Spongiosazüge* zur Verfügung.

Einmessung. Die Schliffe waren so orientiert, daß der vertikale Strich des Fadenkreuzes parallel der c-Achse des Knochens lag; das zu messende Spongiosabälkchen wurde durch Drehung des Mikroskopiertisches parallel zum vertikalen Strich des Fadenkreuzes eingeregelt. Die Winkelgröße ergab sich aus der abgelesenen Graddifferenz vor und nach der Drehung des mit einer entsprechenden Skala versehenen Mikroskopiertisches.

Als c-Koordinate wurde wiederum (s. Abb. 10) die Längsachse des Femurschaftes bzw. des Femurhalses, für die Messungen der Spongiosazüge im Trochanter major das Lot auf den Querschnitt $g—g_1$ gewählt; die b-Koordinate steht auf c senkrecht und liegt in der Frontalebene.

Mit dem Ultraphot wurden die Dünnschliffe etwa 3fach vergrößert photographiert und neben dem Bild auf einer entsprechenden Skizze die gemessenen Spongiosazüge sowie die erhaltenen Winkelgrößen eingetragen; Beispiele sind in Abb. 48 (Winkelmessungen im Bereich der ventralen, mittleren und dorsalen Frontalebene *desselben* Femurabschnittes) und in Abb. 49 (Winkelmessungen von *allen* Längsschnittabschnitten des mittleren Frontalschnittes) dargestellt. Von denjenigen Spongiosazügen, die richtungsmäßig zugeordnet waren, wurde der Winkeldurchschnittswert errechnet und dieser als Resultierende für die Darstellung der in der ventralen, mittleren und dorsalen Frontalebene gelegenen Trajektorien *winkeltreu* eingesetzt (Abb. 50).

Das durch exakte Winkelmessungen von Spongiosarichtungen gewonnene Ergebnis wurde also — im Gegensatz zu den bisher angewendeten Verfahren — auf induktivem Wege ermittelt.

3. Spongiosauntersuchungen am Femur des Erwachsenen

Die Einmessung von Spongiosabälkchen bzw. -zügen führte zu folgenden Ergebnissen:

a) Die Anordnung der Spongiosabälkchen in ventrodorsaler Richtung desselben Knochenabschnittes ist keineswegs völlig übereinstimmend. Dies veranschaulicht Abb. 48 oder der Verlauf des medialen Druckbündels auf Abb. 50 (rot). Die Verteilung der abgebildeten Spannungstrajektorien im coxalen Femurende

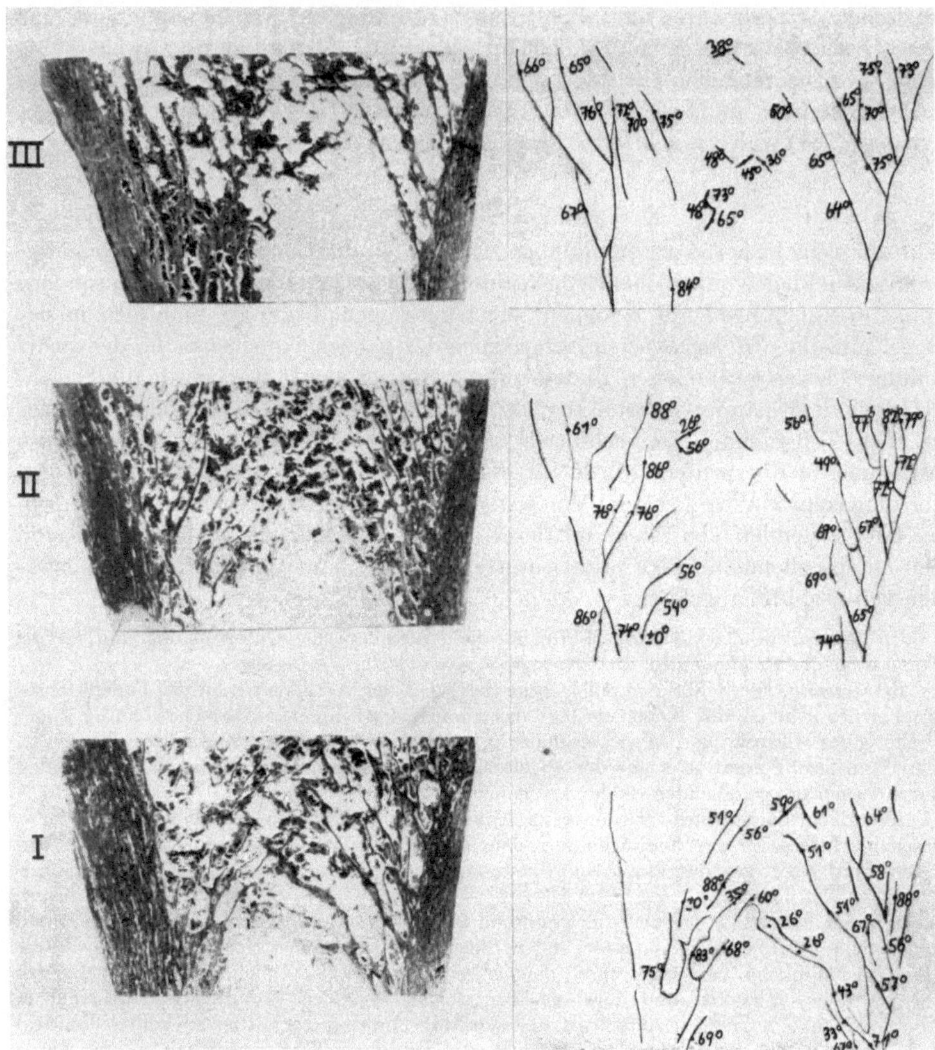

Abb. 48. Richtungsbestimmung (Winkelmessungen) der Spongiosazüge in dem ventralen (*I*), mittleren (*II*) und dorsalen (*III*) Frontalschnitt des Längsschnittes zwischen b—b_1 und c—c_1 (vgl. Abb. 23). Vergr. 3fach

ist also auf einer einzigen röntgenologischen oder densitometrischen Übersichtaufnahme vom Femur detailliert nicht zu erkennen, der auf solche Weise erzielte *Summationseffekt* kann sogar Anlaß für Fehldeutungen sein. Selbst nach der Aufteilung des proximalen Femurendes in einen ventralen, mittleren und dorsalen Frontalschnitt (Abb. 11) kommen röntgenologisch nicht alle Struktureinzelheiten zur Darstellung, so treten beispielsweise merkwürdige *spongiöse Verdichtungsherde* in verschiedenen Bezirken der einzelnen Frontalschnitte (Abb. 50, schraffiert gezeichnet) auch auf derartigen Teilungsaufnahmen des Knochens nicht in Erscheinung, erst auf Dünnschliffen werden sie sichtbar.

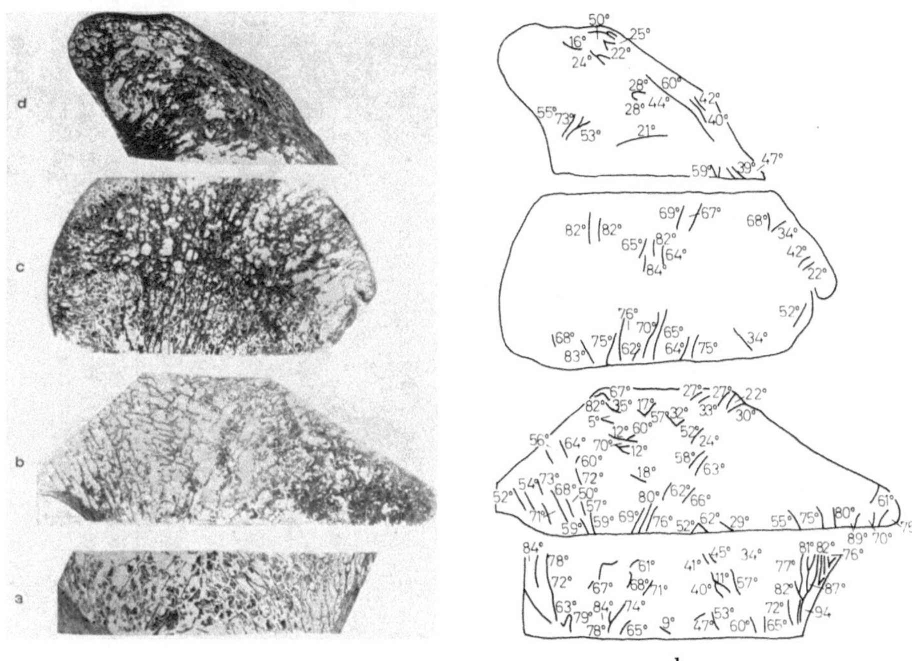

Abb. 49. Richtungsbestimmung (Winkelmessungen) von Spongiosabälkchen in alten Längsschnitten des mittleren Frontalschnittes von c—c_1 bis d—d_1 (*a*), von d—d_1 bis e—e_1 (*b*), von e—e_1 bis f—f_1 (*c*) und in dem mittleren (II) Frontalschnitt des Trochanter major (*d*). Vgl. Abb. 23. Vergr. 3fach

b) In den schematisierten Abb. 51a nud b haben die Autoren auch Strukturen zur Aufnahme von *Biegungsbeanspruchung* eingezeichnet. Derartige Trajektorien, die mit senkrecht auf der Corticalis stehenden Spongiosazügen beginnen, im rechten Winkel kontralaterale Züge kreuzen und im distalen Femurabschnitt wieder senkrecht an der Corticalis endigen, *konnten an keiner Stelle des von mir untersuchten Oberschenkelknochens nachgewiesen werden. Lediglich die Corticalisosteone des Femurschaftes können, wie aus der Bestimmung ihrer Achsenrichtungen hervorgeht, erkennbaren Widerstand gegen Biegungsbeanspruchung leisten.*

c) Es wurde bereits erwähnt, daß auf das coxale Femurende *zwei Kräfte* einwirken: die *Last des Körpergewichtes und der Zug der am Trochanter major inserierenden Abductorenmuskulatur.*

Der *Druckkraft* des Körpergewichtes setzt der Knochen auf dreifache Weise Deformationswiderstand entgegen:

1. Unter der gelenknahen Druckaufnahmefläche des Femurkopfes befindet sich ein eigenartiger Formentypus der spongiösen Knochensubstanz, die *Spongiosa pilosa* (S. 10), die aus seitlich miteinander verschmolzenen Kugelschalen gebildet wird und die nach Roux (1885/95) die spezielle Funktion hat, auch richtungswechselndem Druck (wie es im Hüftgelenk der Fall ist) Widerstand zu leisten.

2. Im Femurkopf radialstrahlig angeordnete Spongiosazüge ziehen von hier gebündelt auf der medialen Seite des Femurhalses abwärts zur Corticalis des

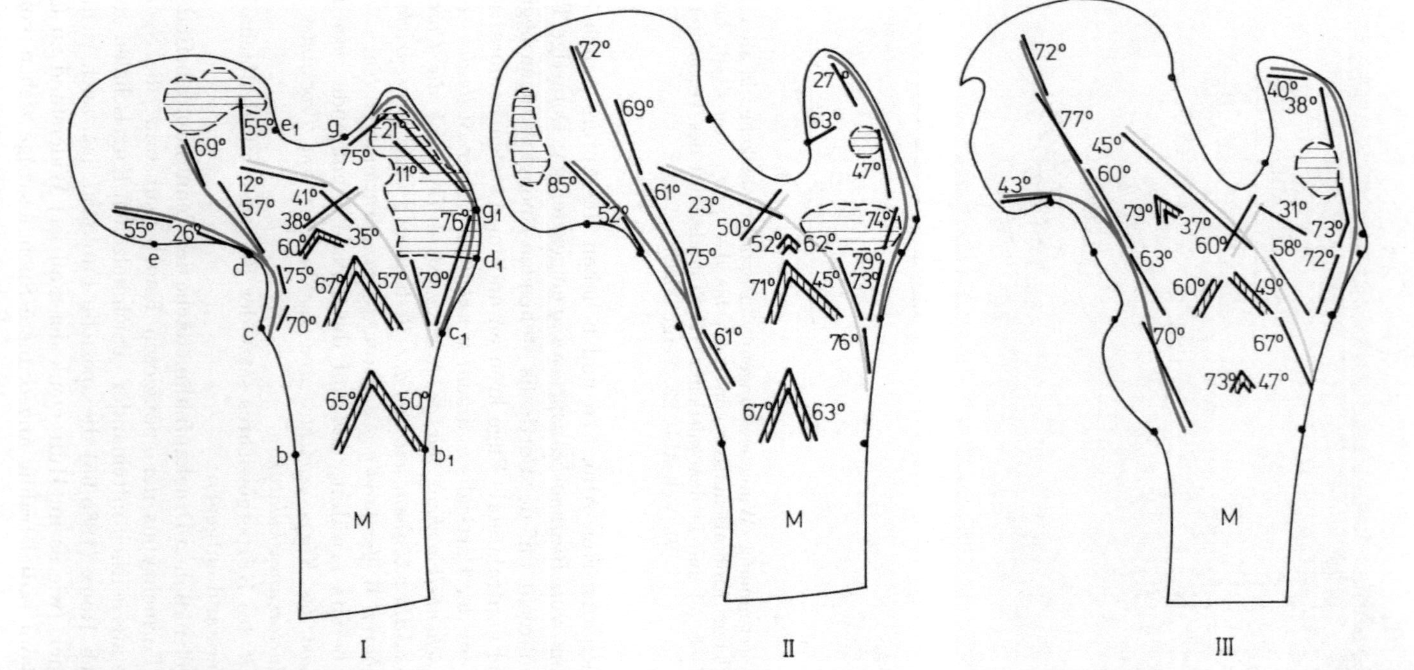

Abb. 50. Die nach Einmessung der Richtung aller markanten Spongiosabälkchen errechneten Durchschnittswerte ihrer Verlaufsrichtung sind winkeltreu dargestellt; hieraus Konstruktion der wichtigsten Trajektorien im Bereich des linken coxalen Femurendes eines Erwachsenen: Rot = Trajectorium rectum mediale, blau = Trajectorium rectum laterale, schwarz-vertikalschraffiert = Trajectorium reprimens, gelb = Zugbündel (oder wahrscheinlicher) zweischarige affine Zergleitung bei Schubbeanspruchung. *I* ventraler Frontalschnitt, *II* mittlerer Frontalschnitt, *III* dorsaler Frontalschnitt. b—b_1 bis g—g_1 Lage der untersuchten Querschnitte, *M* Markraum. Hell-horizontal-schraffiert = Spongiöse Verdichtungsbezirke

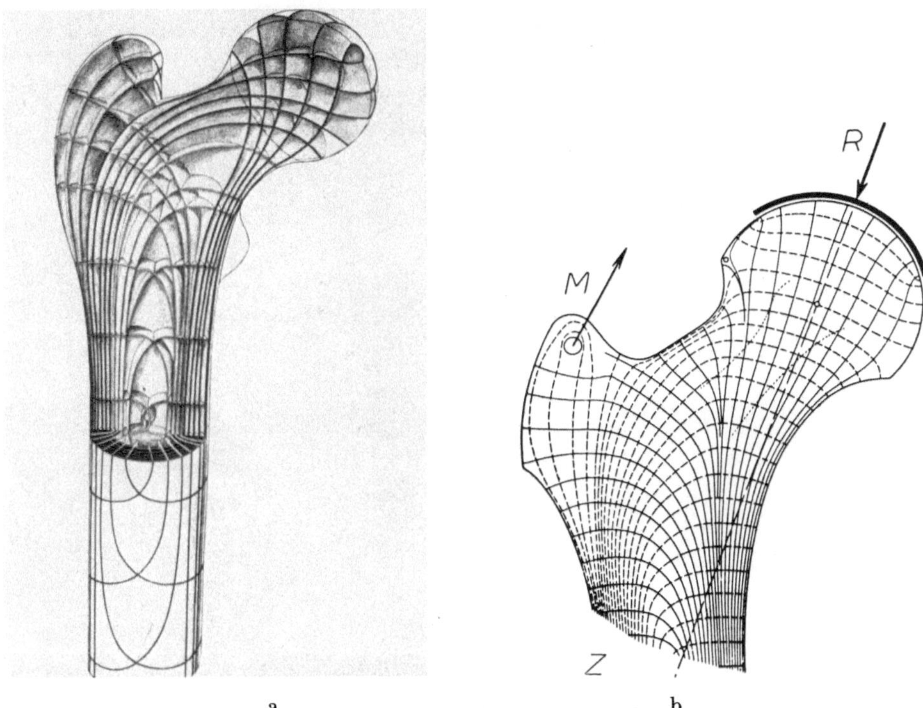

Abb. 51. Zwei schematische Darstellungen von Trajektorien des coxalen Femurendes. a Theoretische Konstruktion von 3 sich rechtwinkelig schneidenden Plattensystemen in einem Modell des proximalen Femurendes. Diese Plattensysteme sollen in verschiedenen Ebenen die gleichen Schnittbilder zeigen wie die Spongiosa im Femur (nach Kummer, 1962), b Schematisiertes Trajektorienbild nach Pauwels (1965), *M* Muskelkraft (der Abductoren), *R* resultierende Druckrichtung (geht durch den Schwerpunkt [Drehzentrum] des Schenkelkopfes), *Z* Zugbündel

oberen Femurschaftes. Diese kräftig ausgebildete spannungstrajektorielle Struktur wurde bereits von Ward (1838) als ein mediales *Druckbündel* aufgefaßt (Abb. 50, rot).

3. In der Knochenmitte ist sowohl röntgenologisch (Abb. 11a—c) als auch auf Dünnschliffen (Abb. 48 und 49a) eine Trajektorienstruktur zu erkennen, wie sie in gleicher Ausbildung beispielsweise am proximalen Ende des menschlichen Radius und am distalen Ende des Delphinradius (Roux) beobachtet wird: Die nach Art *eines mit der Spitze proximalwärts gerichteten Kegels* angeordneten Spongiosazüge sind typisch für eine *Druckkonstruktion;* sie ist besonders deutlich im Femurschaft entwickelt, an dessen proximalen Ende sie noch ein Stück in den Femurhals einbiegt, wie Abb. 50 veranschaulicht.

Der erheblichen *Zugkraft* der Abductorenmuskulatur wirkt eine ebenfalls deutlich erkennbare spannungstrajektorielle Struktur entgegen, die korrespondierend mit dem medialen Druckbündel auf der *lateralen Seite* des coxalen Femurendes von der Spitze des Trochanter major (Abb. 49d) bis in den Corticalisbereich des Femurschaftes herabzieht (Abb. 50, blau).

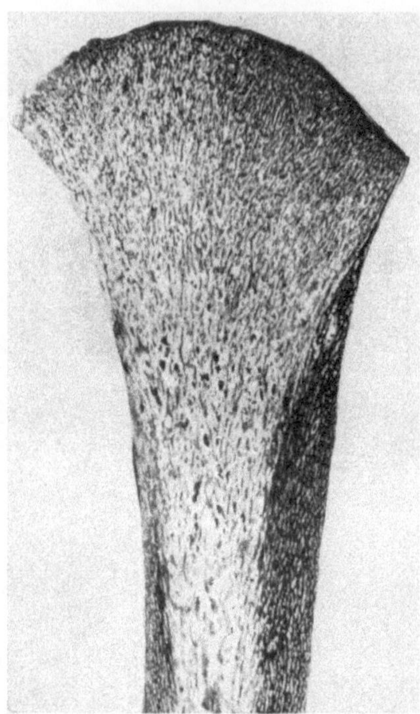

Abb. 52. Längsschnitt durch den Oberschenkelknochen eines 2 Tage alten Kindes. Dünnschliff. 2,5fache Vergr.

d) Im Schrifttum wird bisher nur das mediale Druckbündel (Ward, 1838) erwähnt; für dieses und für die beiden vorstehend erstmalig beschriebenen spannungstrajektoriellen Strukturen bringe ich die folgenden Namen in Vorschlag: Für das Ward'sche Druckbündel: *Trajectorium rectum mediale*, für das laterale Zugbündel: *Trajectorium rectum laterale*, für die im Inneren des Femur kegelförmig angeordneten Spongiosazüge: *Trajectorium reprimens*.

e) Schwierig ist die richtige Zuordnung der in der Übergangsregion von Femurschaft in Femurhals ausgebildeten, schräg abwärts ziehenden Spongiosazüge (Abb. 50, gelb). Sie wurden als ein *Zugtrajectorium* aufgefaßt (Abb. 51 b, *Z*). Es scheint mir richtiger zu sein, sie zusammen mit den sie kreuzenden, schräg aufwärts gerichteten Spongiosazügen (Abb. 50) als ein *System einer schrägen Pressung, im Sinne der zweischarigen, affinen, ungleichartigen Zergleitung bei Gesteinsdeformation* zu deuten; sie wären demnach in diesem Knochenbereich die Abbildung von parallel einer potentiellen Verschiebungsfläche verlaufenden *Schubspannungen* (vgl. Sander, 1948; Karl, l.c. S. 66f).

4. Spongiosauntersuchungen am Femur des Neugeborenen

Die mikroskopisch erkennbaren, primitiv entwickelten Spongiosabälkchen im Femur eines 2 Tage alten Kindes (Abb. 52) zeigen *keine spezifische trajektorielle Anordnung*. Sie sind gleichförmig etwa parallel der Femurlängsachse, proximalwärts fächerförmig divergierend eingeregelt. Aus diesem von demjenigen des Erwachsenen völlig abweichenden Gefügebild muß gefolgert werden, daß sich die vorstehend beschriebenen spannungstrajektoriellen Strukturen im Knochen des Erwachsenen *erst während des extrauterinen Lebens infolge der Belastung der unteren Extremität ausbilden; sie sind als Ausdruck einer funktionellen Anpassung an die durch den aufrechten Gang und die Aktivität der Abductorenmuskulatur bewirkte Druck- und Zugbeanspruchung des Oberschenkelknochens zu definieren.*

K. Zusammenfassende Betrachtung

1. Bei Auswertung der Ergebnisse ist zu bedenken, daß nicht nur induktiv aus Beobachtungen an nur *einem* Femur auf gesetzmäßige Zusammenhänge geschlossen wird, sondern daß dieser Knochen bei verschiedenen Individuen wegen seines kontinuierlichen Umbaues (im Vollzug notwendiger neuer Anpassung) Variationen des Feinbaues erkennen lassen wird. Derartige Einwände sind zwar berechtigt, aber nicht gewichtig genug, um etwa eine funktionell bedingte Gestalt und Struktur des Knochens abzulehnen; denn immer wiederholte histologische Forschungen zeigen trotz mancher Abweichungen im einzelnen *in principio* einen übereinstimmenden und konstanten Bauplan des Knochens. Beispielsweise stellte Hultkrantz (1898) bei Untersuchungen über die Spaltrichtungen am menschlichen Knorpel fest, daß eine „überraschende Konstanz dieser Spaltrichtungen bei verschiedenen Individuen" besteht; „individuelle Variationen kommen natürlich vor, scheinen aber einen relativ geringen Spielraum zu haben".

Bisher bemühte sich die Forschung, die Frage nach dem kausalen Zusammenhang zwischen Struktur und Funktion des Skeletsystems (insbesondere des coxalen Femurendes) vorwiegend auf Grund theoretischer Berechnungen oder durch Modellversuche zu klären.

Da die am Modell mit soliden, knochenfremden Werkstoffen durchgeführten Untersuchungen notwendigerweise die äußerst wichtigen Corticalisstrukturen außer Betracht lassen und sich darauf beschränken mußten, in den Funktionsmechanismus der *Spongiosaarchitektur* — noch dazu nur annäherungsweise — Einsicht zu nehmen, wurde in vorliegender Arbeit versucht, durch *direkte, systematische Untersuchungen am Femur selbst* mit Hilfe petrographischer Methoden das oft diskutierte Problem einer Lösung näher zu bringen. Durch *Bestimmung der Osteonachsenrichtungen am Universaldrehtisch* und durch *Winkelmessungen der Spongioszüge an Dünnschliffen*, ferner durch *polarisationsoptische* und *morphologische Studien* sollte die Beziehung zwischen ossärer Beanspruchung und reaktiver intraossärer Abbildung der Spannungsverteilung, d.h. also die Frage der gestaltlichen und strukturellen Anpassung des Knochens an seine Funktion beantwortet werden.

2. Da die Hartsubstanz des Knochens ein dem Apatit nahestehendes Mineral ist, wurde geprüft, ob *Grundbegriffe der petrographischen Gefügekunde auch auf den Knochen anwendbar sind*, ob also dieser eine *ossäre* gegenübergestellt werden kann. Daß sich sinnvolle Entsprechungen zwischen Petrographie und Osteologie auffinden lassen, wurde an einigen Beispielen dargestellt: *Genität und Tropie, Intertextur und Intercellularraum, Beanspruchung und Spannungsabbildung.*

Vielleicht können diese Ansätze einer ossären Gefügekunde in der Zukunft zu einer biologisen Gefügekunde erweitert werden.

3. Auch das Auftreten eines *Brewster- oder Sphäritenkreuzes* bei polarisationsmikroskopischer Betrachtung von Osteonquerschnitten konnte mit Hilfe petrographischer (kristalloptischer) Methoden geklärt werden: ein Brewster-Kreuz tritt in Erscheinung, wenn die *Brechungsindices* n_α *und* n_γ *von Kristalliten, die horizontal an ebenso orientierte Kollagenfasern der Haversschen Lamellen gelagert sind, parallel zu den beiden Hauptschnitten der gekreuzten Nikols verlaufen;* dies ist bei Drehung des Mikroskopiertisches um 360° viermal in Abständen von 90° der Fall.

Auch die Entstehung der im Querschnitt *regelmäßig gewickelter Osteone* erkennbaren, abwechselnd hellen und dunklen, konzentrischen Streifen ist kristalloptisch zu erklären: *Helle Streifen treten auf, wenn die Brechungsindices horizontal gestellter Kristallite nicht mit den Polarisatorendurchlaßrichtungen zusammenfallen,* was in den Feldern zwischen den Sphäritenkreuzen der Fall ist; *dunkle Streifen entstehen, wenn die Kristallite vertikal verlaufenden Kollagenfasern zugeordnet sind,* ihre c-Achsen also parallel zu diesen stehen. Bei Drehung des Mikroskopiertisches um 360° kann keine Aufhellung eintreten, weil in dieser Achsenstellung eine Doppelbrechung nicht auftritt.

4. *Osteonuntersuchungen.* a) Die Corticalisosteone treten morphologisch dort am deutlichsten in Erscheinung, wo eine kräftig entwickelte Rinde den spongiosafreien Markraum umschließt: *In dieser Region müssen sie der gesamten Femurbeanspruchung entgegenwirken.* Sie sind gefügekundlich als Formelemente zu bezeichnen und sind hier relativ groß, von überwiegend rundlicher oder leicht ovaler Gestalt mit weiten Haversschen Kanälen, um die sich die Haversschen Lamellen in relativ breiter Schicht konzentrisch anlegen; polarisationsoptisch treten gut ausgeprägte Brewster-Kreuze in Erscheinung. Vergleicht man hiermit die Genität und Morphologie der Osteone in den cranialwärts gelegenen Querschnitten, so werden quantitative und qualitative Veränderungen bei Fortschreiten in proximale Rindenbezirke, z.B. im Bereich des Femurhalses oder des Trochanter major, immer deutlicher: die Formelemente nehmen hier zahlenmäßig pro Flächeneinheit mehr und mehr ab oder fehlen in einzelnen Zonen völlig, morphologisch werden sie zunehmend blaß, undeutlich konturiert, gestaltlicht verzerrt, Brewster-Kreuze sind nicht mehr oder nur vereinzelt schwach ausgebildet nachzuweisen, die Kollagenfasersysteme (Tangentiallamellen) nehmen an Mächtigkeit zu. *Diese „Ausbildungsschwäche" der Osteone, der eine bedeutende Verringerung der corticalen Wandstärke parallel geht, wurde als Ausdruck ihrer Funktionsschwäche bzw. Funktionslosigkeit gedeutet* und die *Regel* aufgestellt, *daß Corticalis und Spongiosa funktionell in einem reziproken Verhältnis stehen: je mehr der extern stress von den im Leichtbau der Spongiosa auftretenden Spannungen aufgefangen werden kann, um so weniger Corticalismasse und um so weniger Osteone der Rinde sind für diese Funktion erforderlich und vice versa.* Diese aus meinen Untersuchungen gefolgerte Aussage steht im Gegensatz zu der von Knese (1958) vertretenen Meinung, daß „das tragende Fundament des Schenkelhalses von der Compacta gestellt wird".

b) Der im Schrifttum vertretenen Auffassung (Benninghoff, 1925/26; Pauwels, 1949, Einzelheiten s. S. 17f.), daß *die Streichrichtung der Osteonachsen parallel zur Femurlängsachse verläuft*, kann in dieser Verallgemeinerung nicht zugestimmt werden. Die Osteonachsen können auch *schräg* zur Längsachse ($=c$) des Femur gestellt sein; *dies ist der Fall, wenn sie auf Biegung beansprucht werden.* Die Corticalis des Femurschaftes ist besonders in ihrem spongiosafreiem Abschnitt zwei Beanspruchungen ausgesetzt: einer Druckbeanspruchung (durch das Körpergewicht) und einer Biegungsbeanspruchung (infolge der exzentrischen Anordnung der Femurlängsachse). Der Druckstress wirkt auf alle Zonen der Rinde ein, der Biegungsstress vorzugsweise auf den medialen und lateralen Teil derselben. Die Osteonachsen sind schräg, auf der medialen Seite überwiegend in die Richtung des hier herrschenden Biegungsdruckes, auf der lateralen Seite überwiegend in die Richtung des hier herrschenden Biegungszuges gestellt. Der Neigungswinkel der Osteonachsen (α) beträgt auf der zugbeanspruchten Schaftseite maximal 12°, im Durchschnitt $\sim$6°, auf der druckbeanspruchten Schaftseite maximal 16°, im Durchschnitt $\sim$8°. Der mediale Neigungswinkel ist deshalb um $\sim$2° größer als der laterale, weil im lateralen Rindengebiet des Femurschaftes die Addition von Druckspannung (infolge der Körperlastbeanspruchung) und entgegengesetzter Zugspannung (infolge der Biegungsbeanspruchung) zu einer Abnahme der Spannungsgröße und damit des Winkels α führt, im medialen Randgebiet aber hat die Addition von Belastungs- und Biegungsdruck eine Zunahme der Spannungsgröße und damit des Winkels α zur Folge.

Da die mediale Seite des Femurschaftquerschnittes einer größeren Beanspruchung unterliegt als die laterale, wird auch verständlich, *daß die mediale Corticalisseite eine größere Wandstärke aufweist als die laterale: Die unterschiedliche Verteilung des Baumaterials ist Ausdruck einer funktionellen Anpassung des Knochens an unterschiedliche Beanspruchungen.*

An den Orten, wo die Osteone lediglich auf *Druck* beansprucht werden, beispielsweise im Bereich der neutralen Achse, oder an Stellen, wo sie offensichtlich *keine Funktion* ausüben, beispielsweise in der Rinde des Femurhalses oder des Trochanter major, *sind die Osteonachsen parallel zur Längsachse des Femurs orientiert.* In diesen Bereichen zeigen sie also eine hochsymmetrische (axiale) Anordnung, während die Achsenschrägstellung mit einer Erniedrigung der Symmetrie auf eine monokline oder (seltener) trikline Symmetriestufe verbunden ist.

c) Diejenigen Osteone, die als *spezielle braune Osteone* gekennzeichnet wurden, liegen in auffallender Häufung auf der lateralen, weniger häufig, aber doch noch vermehrt auf der medialen Seite der Femurschaftquerschnitte, d.h. vorzugsweise an Stellen des Knochenrohres, wo die *Biegungsbeanspruchung*, die senkrecht zur neutralen Achse gegen die Peripherie hin zunimmt[9], *am stärksten ist.* Da die speziellen braunen Osteone im Bereich der neutralen Achse (d.h. in der ventralen und dorsalen Corticalismitte) nicht oder nur sporadisch nachweisbar sind, gewinnt die Vermutung an Wahrscheinlichkeit, *daß diese Osteone hauptsächlich zum Auffangen des lateralen Biegungszuges, in geringerem Maß auch des medialen Biegungsdruckes eine der Abknickung des Femurschaftes entgegenwirkende spezifische Funktion haben*; die braunen Osteone können deshalb auch als „*Antistraine*" *gegen Biegung* bezeichnet werden.

9 Im Gegensatz hierzu ist die *Schubbeanspruchung*, wo sie wirksam wird, in der Mitte des Knochenrohres am stärksten.

d) In den drei distalen Transversalschnitten des Femurschaftes liegen im Bereich der ventralen Seite der neutralen Achse hellere Osteongruppen, die gegen die dunkleren Formen der Umgebung deutlich abgrenzbar sind und die als „*Glomus corticale*" besonders gekennzeichnet wurden. Vielleicht sind diese morphologisch auffallenden Osteone bevorzugt geeignet, der in der neutralen Achse herrschenden Druckbeanspruchung entgegenzuwirken, die, wie die Corticalisuntersuchungen zeigen, auf der ventralen Femurseite stärker als auf der dorsalen Seite ist.

e) Auch in Femurtransversalschnitten des *Neugeborenen* sind im Gegensatz zum anatomischen Schrifttum Osteon-Anlagen deutlich erkennbar; sie wurden als *Ur*- oder *Primitivosteone* bezeichnet. Wichtig ist die Feststellung, daß in allen eingemessenen Corticalisbereichen die Längsachse der Primitivosteone parallel zur *c*-Achse (Längsache) des Femurschaftes ausgerichtet ist, d.h. *die noch unbelasteten Primitivosteone zeigen auch in den medialen und lateralen Querschnittsbereichen eine höchstsymmetrische (axiale) Anordnung.* Dies bedeutet aber einen prinzipiellen Gefügeunterschied zu den Osteonen des Femurschaftes beim Erwachsenen, deren Achsen schräg in die Richtung der medialen Biegungsdruck- und der lateralen Biegungszugbeanspruchung gestellt sind. Hieraus ist zu folgern, daß *diese Schrägstellung der Osteonachsen eine während des Lebens infolge der Belastung der unteren Extremität erworbene Eigenschaft ist; sie ist der Ausdruck einer funktionellen Anpassung der Corticalisosteone an die durch den aufrechten Gang bewirkte Biegungsbeanspruchung.*

f) *Zusammenfassung der Ursachen für die verschiedene Richtung der Osteonachsen:*

α) *Parallelstellung zur Längsachse des Femur bei:* a) ausschließlicher Druckbeanspruchung (z.B. im Bereich der neutralen Achse); b) noch fehlender Beanspruchung (Primitivosteone des Neugeborenen); c) fehlender postnataler Umregelung infolge des Nichtnötigwerdens der Funktion bei Übernahme derselben durch die Trajektorien der Spongiosa (Bild der „funktionsschwachen" Osteone).

β) Schrägstellung zur Längsachse des Femur bei: Biegebeanspruchung (schräge Einregelung der Osteonachsen in die Richtung der Zug- bzw. Druckbeanspruchung bei Biegung).

5. Aus der Tatsache, daß die Corticalis *in denjenigen Zonen, wo Muskeln am Knochen inserieren,* nicht nur auffallend dünn ist, sondern auch die Osteone zugunsten der Tangentiallamellen stark vermindert sind bzw. ganz fehlen, wird gefolgert, daß die Osteone zwar als „Antistraine" gegen Druck- und Biegungsbeanspruchung des Knochens von größter Bedeutung sind, der Widerstand gegen die Zugwirkung der Muskulatur aber von den *Tangentiallamellen* übernommen wird. Dies bedeutet in anderer Formulierung den merkwürdigen Sachverhalt, daß *der Knochen auf Zugebanspruchung durch statische Belastung mit anderen Formelementen Widerstand leistet als auf (dynamische) Zugbeanspruchung durch Muskulatur.*

6. *Spongiosa-Untersuchungen.* Auf S. 16—17 wurde ausgeführt, warum der von Pauwels (1949/65), Kummer (1955/68) und Knief (1967) angewendeten Methode, mit spannungsoptischen Modellversuchen einen Einblick in die Spongiosaarchitektur zu gewinnen, keine heuristische Bedeutung beigemessen werden

kann. Deshalb wurde durch *direkte Einmessung aller markanten Spongioszüge des coxalen Femurendes an Dünnschliffen versucht, aus den Winkelbestimmungen Aufschluß darüber zu gewinnen, ob ein Zusammenhang zwischen den Beanspruchungen des Oberschenkelknochens und dem Verlauf der großen Spongioszüge (Trajektorien) besteht*. Dabei ergab sich:

a) daß die Anordnung der Spongiosbälkchen und damit die Spannungsverteilung in ventrodorsaler Richtung auch desselben Knochenabschnittes *keineswegs kongruent* ist,

b) daß *Strukturen zur Aufnahme von Biegungssbeanspruchungen*, die von einigen Autoren angenommen werden, *an keiner Stelle der Spongiosa im Bereich des Femurschaftes und -halses nachgewiesen werden konnten*. Auf Grund der eigenen Untersuchungen können nur die Corticalis*osteone* des Femurschaftes erkennbaren Widerstand gegen Biegungsbeanspruchung leisten,

c) daß die Substantia spongiosa *in 3 großen Trajektorien der Druck- und Zugbeanspruchung des Femur Deformationswiderstand leistet*; diese Trajektorien werden als *Trajectorium rectum mediale* (gegen Druckbeanspruchung), *Trajectorium rectum laterale* (gegen Zugbeanspruchung), *Trajectorium reprimens* (gegen Druckbeanspruchung) bezeichnet,

d) daß in der Übergangsregion von Femurschaft in Femurhals mit Wahrscheinlichkeit die *Abbildung einer Schubbeanspruchung durch schiefe affine Pressung, analog einer zweischarigen, ungleichartigen Zergleitung bei Gesteinsdeformation vorliegt* (Abbildung von parallel zu einer potentiellen Verschiebungsfläche verlaufenden Schubspannungen),

e) daß im Oberschenkelknochen eines *Neugeborenen keine spezifische trajectorielle Anordnung der Spongiosa nachweisbar ist*, was bedeutet, daß sich diese erst *während des extrauterinen Lebens infolge der Belastung der unteren Extremität und der Aktivität der Abductorenmuskulatur entwickelt* (Ausdruck der funktionellen Anpassung).

7. Als *funktionelle Harmonie* der Teile im Körper bezeichnet Roux (1912) die Eigenschaft der Organe, gemeinsam zur Erhaltung des Ganzen zusammen zu wirken, dementsprechend also auch in ihrer Gestaltung (formatio), d. h. in Gestalt (forma) und Teilaufbau (Struktur), beschaffen zu sein. Dazu ist im einzelnen nötig:

a) daß jedes Organ diejenige Gestalt und Struktur hat, welche die zur Erhaltung des Ganzen nötige Funktion auszuüben vermögen,

b) daß jedes Organ die Größe hat, welche die Funktionsgröße ermöglicht, die seitens des Organs zur Erhaltung des Ganzen nötig ist.

Diese funktionelle Harmonie ist teils *erblich* durch keimplasmatische Determination, teils *erworben* durch funktionelle Anpassung bewirkt.

Abschließend sollen die in der vorliegenden Arbeit aufgezeigten Beispiele *funktionsbedingter Strukturen des coxalen Femurendes* (bzw. des *Skelets*) zusammengefaßt werden:

α) Die *Achsenrichtungen der Corticalisosteone* werden erst infolge der *extrauterinen Belastung der unteren Extremität* durch externe Druck- und Biegungsbeanspruchung eingeregelt; diese Einregelung ist am noch unbelasteten Femur des Neugeborenen nicht nachweisbar.

β) Die typischen *spannungstrajektoriellen Spongiosastrukturen* zur Leistung von Deformationswiderstand gegen Druck-, Zug- und Schubbeanspruchung sind nur am belasteten Femur des Erwachsenen ausgebildet; sie fehlen am noch unbelasteten Femur des Neugeborenen.

γ) Stärkere Stress-Beanspruchung einer Corticaliszone hat vermehrte Einlagerung von Baumaterial in diesem Bereich zur Folge.

δ) Die *anatomische Lage der Linea aspera* erlaubt die beste Widerstandsleistung (Pauwels, 1954).

ε) Der *Knochenhebel des Trochanter major* ist bei der Geburt nur angedeutet zu erkennen; er nimmt seine hervorspringende Gestalt erst infolge der Beanspruchung durch den Zug der Abductorenmuskulatur während des extrauterinen Lebens an.

ζ) *Fehlt der lange Kopf des Bicepsmuskels* (und die zugehörige Sehne), so fehlt auch der Sulcus intertubercularis (Roux, 1880).

η) *Fehlen oder Lähmung der am Schienbein inserierenden Muskeln* hat zur Folge, daß sich statt der dreieckigen Form dieses Knochens die materialärmere Minimumform mit rundlichem Knochenquerschnitt entwickelt (Benninghoff und Goerttler, 1968).

Zusammenfassung

Durch Bestimmung der Osteonachsenrichtungen am Universaldrehtisch in zahlreichen orientierten Corticalisquerschnitten des coxalen Femurendes des Menschen, ferner durch direkte Winkelmessungen der Spongioszüge an Dünnschliffen sowie durch ergänzende polarisationsoptische und morphologische Studien sollte die Frage nach den Beziehungen zwischen ossärer Beanspruchung und intraossärer Abbildung der Spannungsverteilung, d.h. also die Frage nach der gestaltlichen und strukturellen Anpassung des Knochens an seine Funktion eine Beantwortung finden. Zugleich wurde geprüft, ob Grundbegriffe der petrographischen Gefügekunde auf den Knochen übertragbar sind, wobei sich ergab, daß in der Tat z.B. bezüglich Genität und Tropie, Intertextur und Intercellularraum, Beanspruchung und Spannungsverteilung sinnvolle Entsprechungen zwischen Petrographie und Osteologie bestehen.

Nach Einschaltung besonderer Kompensatoren in den Strahlengang konnte bei polarisationsoptischer Betrachtung der Osteone corticaler Femurschaftsdünnschliffe der Nachweis geführt werden, daß die hierbei auftretenden Brewster-Kreuze nicht durch das in den Osteonlamellen vorhandene Gerüsteiweiß (Ossein), sondern durch die den Kollagenfasern angelagerten anorganischen Kristallite (wahrscheinlich Hydroxylapatit) hervorgerufen werden, weiterhin, daß die hellen Streifen der Sphäritenkreuze dann auftreten, wenn die Brechungsindices horizontalgestellter Kristallite nicht mit den Polarisatorendurchlaßrichtungen zusammenfallen, dunkle Streifen dann erscheinen, wenn die Kristallite vertikal verlaufenden Kollagenfasern zugeordnet sind. Die Osteone sind im Bereich des spongiosafreien Markraumes, wo sie der gesamten Femurbeanspruchung entgegenwirken müssen, am größten und am kräftigsten entwickelt. Cranialwärts nehmen sie nicht nur zahlenmäßig ab, sondern sind auch morphologisch verändert: sie sind blaß, undeutlich konturiert, verzerrt, Brewster-Kreuze sind nur noch vereinzelt und schwach ausgebildet nachweisbar. Diese „Ausbildungsschwäche“ der Osteone, der eine bedeutende Verringerung der corticalen Wandstärke parallel geht, wird als Ausdruck einer Funktionsschwäche gedeutet und die Regel aufgestellt, daß Corticalis und Spongiosa funktionell in einem reziproken Verhältnis stehen: Je mehr die ossäre Beanspruchung von den im Leichtbau der Spongiosa auftretenden Spannungen aufgefangen werden kann, um so weniger Corticalismasse und um so weniger corticale Osteone sind für diese Funktion erforderlich und vice versa.

Weiterhin konnte gezeigt werden, daß im Bereich des auch auf Biegung beanspruchten Femurschaftes die Osteone nicht parallel zur Femurlängsachse, sondern schräg zu dieser angeordnet sind (Isoliniendiagramme zeigen keine rotationssymmetrische Figur, sondern eine mono- oder trikline Symmetrie) und zwar auf der medialen Seite überwiegend in der Richtung des hier herrschenden Biegungsdruckes, auf der lateralen Seite überwiegend in der Richtung des hier herrschenden Biegungszuges. Der mediale Neigungswinkel ist im Durchschnitt 2° größer als der laterale, da sich medial zum Biegungsdruck der Körperbelastungsdruck addiert, während auf der lateralen Seite dieser dem Biegungszug entgegenwirkt. So erklärt sich auch die größere Wandstärke der medialen Corticalisseite.

Entsprechende Untersuchungen an Transversalschnitten des Femurschaftes des Neugeborenen führten zu zwei bemerkenswerten Ergebnissen: Erstens waren — im Gegensatz zum Schrifttum — bereits deutlich Osteon-Anlagen (als Ur- oder Primitivosteone bezeichnet) erkennbar; zweitens ergaben Untersuchungen am Universaldrehtisch, daß die noch unbelasteten Primitivosteone des Neugeborenen auch im medialen und lateralen Femurschaftbereich eine höchstsymmetrische (axiale) Anordnung zeigen. Hieraus darf gefolgert werden, daß die Schrägstellung der Osteonachsen im Femurschaftbereich des Erwachsenen eine während des Lebens infolge der Belastung der unteren Extremität erworbene Eigenschaft ist; sie ist Ausdruck einer funktionellen Anpassung der Corticalisosteone an die durch den aufrechten Gang bewirkte Biegungsbeanspruchung. An den Stellen, wo die Biegungsbeanspruchung am stärksten ist, liegen besonders gekennzeichnete Osteone; diese „spezielle braune Osteone“ genannten Formelemente haben offensichtlich durch Auffangen des lateralen Biegungszuges, in geringerem Maß auch des medialen Biegungsdruckes eine der Abknickung des Femurschaftes entgegenwirkende spezifische Funktion, sie wurden als „Antistraine“ gegen Biegung gedeutet.

Aus der Tatsache, daß die Corticalis in denjenigen Zonen, wo Muskeln am Knochen inserieren, auffallend dünn ist und an Stelle der Haversschen Lamellen die Tangentiallamellen ganz überwiegen, wurde gefolgert, daß der Widerstand gegen Zugwirkung der Muskulatur nicht von den Osteonen, sondern hauptsächlich von Tangentiallamellen geleistet wird, was bedeutet, daß der Knochen auf Zugbeanspruchung durch statische Belastung mit anderen Formelementen reagiert als auf (dynamische) Zugbeanspruchung durch Muskulatur.

Direkte Winkelmessungen der Spongiosazüge ergaben, daß die Spongiosa mit drei großen Trajektorien der Druck- und Zugbelastung des Femur Deformationswiderstand leistet: Trajectorium rectum mediale (gegen Druckbeanspruchung), Trajectorium rectum laterale (gegen Zugbeanspruchung), Trajectorium reprimens (gegen Druckbeanspruchung); in der Übergangsregion vom Femurschaft in den Femurhals wird die Abbildung einer Schubbeanspruchung durch affine schiefe Pressung, analog einer zweischarigen, ungleichartigen Zergleitung bei Gesteinsdeformation deutlich.

Petrographic Studies of the Structural Adaptation of the Human Femoral Head to its Function

Summary

The relation between the strain of bone and its histological equivalent, that is the question of the structural adaptation of bone to its function has been investigated a) by determination of the long axis of haversian systems in numerous orientated cross-sections of the human femoral head, b) by direct angle-measurements of spongiosa columns in ground sections, c) by supplementary morphological and polarizing microscopical studies. At the same time the transferability of the fundamentals of the petrographic sciences on bone-tissue has been tested, which resulted in meaningful correspondences between petrography and osteology, e.g. in respect of genity and tropics, intertexture and intercellular substance, straining and distribution of tension.

Using polarized light it was found after addition of special compensators into the optical path that the Brewster crosses of cortical femoral osteons are not due to the structural protein (ossein) of the individual lamellae but to the inorganic cristallites (presumably hydroxylapatite) associated with the collagen fibers. Further it was found that the light bands of the crosses shine up if the diffractive indices of horizontal cristallites do not coincide with the transmittive directions of the polarising prisms. Dark bands occur if the cristallites are associated with vertically orientated collagen fibers. The biggest and strongest haversian systems are to be observed in the medullary part of the bone which is free of spongiosa, where they have to counteract the whole direction of pull of the femur. Cranially their number decreases and their morphology changes: they are pale, of indistinct outlines, distorted, and Brewster crosses are rare and faint. This weakness of development of the osteons which is paralleled by a marked reduction of the cortical thickness, is interpreted as an expression of functional weakness. As a rule it is assumed that functionally reciprocal relations exist between corticalis and spongiosa: the more of the osseons strain can be absorbed by the tensions of the spongiosa, the less is the bulk of the corticalis and the less cortical osteons are needed for this function and vice versa.

Further it could be shown that in the part of the femoral shaft which is also under bending stress, the osteons do not run in parallel but in oblique orientation (diagrams of the isolines do not exhibit a rotatory summetrical figure, but mono- and tricline symmetries). On the medial side the oblique orientation is mainly in the direction of the here dominating bending pressure, on the lateral side mainly in the direction of the here dominating bending pull. The medial angle of declination is as a rule 2° wider than the lateral one, as medially the pressure of the body is added to the bending pressure, whereas laterally it counteracts the bending pull. Thus also the greater thickness of wall of the medial corticalis is explained.

Corresponding investigations of transverse sections of the femoral shaft of newborns gave two remarkable results: firstly — contrary to the literature — primitive osteons are clearly to be recognized, secondly the unburdened primitive osteons of the newborn display also in the medial and lateral shaft a highly symmetrical (axial) order. Therefore the conclusion is drawn that the oblique axis of the osteons in the femoral shaft of the adult is acquired during life under the pressure lying on the lower extremity; it is an expression of a functional adaptation of the corticalis osteons to the special strain which results from the upright gait. In places where the bending strain is greatest, characteristical osteons are to be found, which have been called "special brown osteons". They evidently have a specific function which lies in an absorption of the lateral bending pull and to a lesser extent also of the medial bending pressure, and altogether counteract the breaking of the femoral shaft. They have been interpreted as "antistrains" against bending. The fact that in places of muscle insertion the corticalis is strikingly thin and contains mainly tangential instead of haversian lamellae, means that the resistance against muscle pull is predominantly exerted by the tangential lamellae and not by the osteons, which allows the conclusion that the bone reacts to static strain with other morphological elements than to dynamic strain by musculature.

Direct measurements of the spongiosa column angles show that the spongiosa resists deformation of the femur by means of three main trajectoria: trajectorium rectum mediale (against pressure), trajectorium rectum laterale (against pull), trajectorium reprimens (against pressure). In the transitory region of femoral shaft and head, the morphological equivalent of a push strain by oblique pressing forces is evident; analogue to a two-banded unequal shear in rock deformation.

Literatur

Amprino, R.: On the growth of cortical bone and the mechanism of osteon formation. Acta anat. (Basel) **52**, 177—187 (1963).

Amtmann, E., Kummer, B.: Die Beanspruchung des menschlichen Hüftgelenks. Größe und Richtung der Hüftgelenkresultierenden in der Frontalebene. Z. Anat. Entwickl.-Gesch. **127**, 286—314 (1968).

Ascenzi, A.: Die Knochengewebestruktur untersucht mit dem Elektronenmikroskop. Sci. ital. **8**, 701—730 (1955).

Bargmann, W.: Histologie und mikroskopische Anatomie des Menschen. 6. Aufl. Stuttgart: G. Thieme 1967.

Becher, H., Hoegen, K., Pfefferkorn, G.: Sublichtmikroskopisch-morphologische Untersuchungen des anorganischen Knochenanteils. Acta anat. (Basel) **20**, 105—115 (1954).

Benninghoff, A.: Spaltlinien am Knochen, eine Methode zur Entwicklung der Architektur platter Knochen. Anat. Anz., Erg.-Heft zu Bd. **60**, 189—206 (1925/26).

— Über die Anpassung der Knochencompacta an geänderte Beanspruchungen. Anat. Anz. **63**, 289—299 (1927).

— Goerttler, K.: Lehrbuch der Anatomie des Menschen, 10. Aufl. Berlin, München, Wien: Urban & Schwarzenberg 1968.

Brewster, D.: In Rosenbusch-Wülfing, Mikroskopische Physiographie der petrographisch wichtigen Mineralien, S. 214. Stuttgart: Verl. E. Schweizerbartsche Verlagsbuchhandlung 1921.

Calabrisi, P., Smith, F.: The effects of embaling on the compressive strength of a few specimens of compact human bone. Naval Med. Res. Inst. Project NH/R-NM 001 056.02 MR-51-2: 1—3 (1951). Zit. nach Knese, l.c. 1958, S. 49.

Correns, C. W.: Einführung in die Mineralogie, 2. Aufl. Berlin-Heidelberg-New York: Springer 1968.

Culmann, K.: Graphische Statik. Zürich 1866.

Ebner, V. v.: Über den feineren Bau der Knochensubstanz. S.-B. Akad. Wiss. Wien **72**, 49—168 (1875).

— Untersuchungen über die Anisotropie organisierter Substanzen. Leipzig 1882.

— Sind die Fibrillen des Knochengewebes verkalkt oder nicht? Arch. mikr. Anat. **29**, 213—236 (1887).

Evans, F. G., Lebow, M.: Regional differences in some of the physical properties of the human femur. J. appl. Physiol. **3**, 572—583 (1951).

Fedorow, J. St. v.: Universal-Theodolith-Methode in der Mineralogie und Petrographie. Verh. Com. Geol. Petersburg, S. 1—193 (1893).

Fick, A.: Gesammelte Schriften, Bd. I. Würzburg 1903.

Fick, R.: Handbuch der Anatomie und Mechanik der Gelenke. Dritter Teil: Spezielle Gelenk- und Muskelmechanik. Jena: G. Fischer 1911.

Gahm, J.: Einführendes polarisationsoptisches Praktikum. Carl Zeiss Werke 1967.

Galilei, G.: Zit. nach B. Kummer, Anat. Anz. **111**, 261—293 (1962).

Gebhardt, W.: Über funktionell wichtige Anordnungsweisen der feineren und gröberen Bauelemente des Wirbeltierknochens. Wilhelm Roux' Arch. Entwickl.-Mech.Org. **20**, 187—322 (1906).

Glimcher, M. J.: Specifity of the molecular structure of organic matrics in mineralization. In: Calcification in biological systems. Amer. Assoc. for the Advancement of Sciences, Washington D. C. (1960).

Heisenberg, W.: Zit. nach W. Catel, Grundlagen und Grenzen des naturwissenschaftlichen Weltbildes. Stuttgart: F. Enke 1948.

Henle, J.: Allgemeine Anatomie. 1840.

Hultkrantz, W.: Über die Spaltrichtungen der Gelenkknorpel. Anat. Anz. **14** (Erg.-Bd.), 248—256 (1898).

Hyrtl, J.: Lehrbuch der Anatomie des Menschen, 12. Aufl. 1873.

Karl, F.: Anwendung der Gefügekunde in der Petrotektonik. Teil I: Grundbegriffe. Tektonische Hefte 5. Clausthal-Zellerfeld: E. Pilger 1964.

Kleber, W.: Einführung in die Kristallographie, 7. Aufl. Berlin: VEB Verl. Technik 1963.

Knese, K. H.: Belastungsuntersuchungen des Oberschenkels unter der Annahme des Knickens. Morph. Jb. **97**, 405—452 (1956).

— Knochenstruktur als Verbundbau. Zwanglose Abhandl. aus dem Gebiet der norm. u. pathol. Anatomie, H. 4. Stuttgart: G. Thieme 1958.

— Ritschl, J., Voges, D.: Quantitative Untersuchungen der Osteonverteilung im Extremitätenskelet eines 43jährigen Mannes. Z. Zellforsch. **40**, 519—570 (1954).

Knief, J. J.: Quantitative Untersuchung der Verteilung der Hartsubstanzen im Knochen in ihrer Beziehung zur lokalen mechanischen Benaspruchung. Z. Anat. Entwickl.-Gesch. **126**, 55—80 (1967a).

— Materialverteilung und Beanspruchungsverteilung im coxalen Femurende. Z. Anat. Entwickl.-Gesch. **126** 81—126 (1967b).

Küntscher, G.: Der Nachweis von Spannungsspitzen am menschlichen Knochengerüst. Morph. Jb. **75**, 427—444 (1935).

— Die Spannungsverteilung am Schenkelhals. Langenbecks Arch. klin. Chir. **185**, 308—321 (1936).

Kummer, B.: Eine vereinfachte Methode zur Darstellung von Spannungstrajektorien, gleichzeitig ein Modellversuch für die Ausrichtung und Dichteverteilung der Spongiosa in den Gelenkenden der Röhrenknochen. Z. Anat. Entwickl.-Gesch. **119**, 223—234 (1955/56).

— Funktioneller Bau und funktionelle Anpassung des Knochens. Anat. Anz. **111**, 261—293 (1962).

— Die Beanspruchung des menschlichen Hüftgelenks. Z. Anat. Entwickl.-Gesch. **127**, 277—285 (1968).

Lesshaft, P.: Die Architektur des Beckens. Wiesbaden 1893.
— Über das Verhältnis der Form der Gelenkflächen zur Bewegung. Anat. Anz. **19**, 289—299 (1901).
Meyer, H. v.: Die Architektur der Spongiosa. Zit. nach J. J. Knief, Materialverteilung und Beanspruchungsverteilung im coxalen Femurende. Z. Anat. Entwickl.-Gesch. **126**, 81—116 (1967).
— Zur genauen Kenntnis der Substantia spongiosa der Knochen. Stuttgart 1882.
Milch, H.: Photo-elastic studies of bone forms. J. Bone J. Surg. **22**, 621—626 (1940).
Nickel, R.: Über den Bau der Hufröhrchen und seine Bedeutung für den Mechanismus des Pferdehufes. Morph. Jb. **82**, 119—160 (1938).
Olivio, O. M., Maje, G., Toaiari, E.: Sul signifcato della minuta struttura del tessuto osseo compatto. Boll. Sci. med. **7**, 369—394 (1937).
Pauwels, Fr.: Über die mechanische Bedeutung der gröberen Kortikalisstruktur beim normalen und pathologisch verbogenen Röhrenknochen. Anat. Nachr. **1**, 53—67 (1949).
— Die statische Bedeutung der Linea aspera. Z. Anat. Entwickl.-Gesch. **117**, 497—503 (1954).
— Über die Verteilung der Spongiosadichte im coxalen Femurende und ihre Bedeutung für die Lehre vom funktionellen Bau des Knochens. Morph. Jb. **95**, 35—54 (1954).
— Gesammelte Abhandlungen zur funktionellen Anatomie des Bewegungsapparates. Berlin-Heidelberg-New York: Springer 1965.
Ramdohr, P., Strunz, H.: Klockmanns Lehrbuch der Mineralogie, 15. Aufl. Stuttgart: F. Enke 1967.
Reinhard, M.: Universaldrehtischmethoden. Basel: Wepf & Co. 1931.
Robinson, R. A., Watson, M. L.: Collagen-crystal relationships in bone as seen in the electron microscope. Anat. Rec. **114**, 383—409 (1952).
— — Electron micrography of bone. Metabol. Inter. **5**, 72—104 (1953).
Roux, W.: Die Entwicklungsmechanik der Organismen. Eine anatomische Wissenschaft der Zukunft. Festrede 1880. Berlin, München, Wien: Urban & Schwarzenberg 1880.
— Beiträge zur Morphologie der funktionellen Anpassung. Arch. Anatomie u. Physiologie, Anat. Abt. 1885, in: Gesammelte Abhandlung über Entwicklungsmechanik der Organismen, Bd. I, S. 622. Leipzig: Engelmann 1895.
— Über die Dicke der statischen Elementarteile und die Maschenweite der Substantia spongiosa der Knochen. Z. orthop. Chir. **4**, 284—306 (1896).
— Correns, C., Fischel, A.: Die Entwicklungsmechanik. Leipzig: Engelmann 1905.
— Terminologie der Entwicklungsmechanik der Tiere und Pflanzen. Leipzig: Engelmann 1912.
Sander, B.: Gefügekunde der Gesteine. Berlin: Springer 1930.
— Einführung in die Gefügekunde der geologischen Körper, Teil I (1948), Teil II (1950). Wien: Springer 1950.
Schmidt, W.: Tektonik und Verformungslehre. Berlin: Borntraeger 1932.
— Lindley, H. W.: Scherung. Min. Petr. Mitt. **50**, 1—28 (1939).
Schmidt, W. J.: Der molekulare Bau der Zelle. Nova Acta Leopoldina N.F. **7**, Halle (1939).
— Über homogene und sphäritische Verkalkung bei den verschiedenen Arten des Knochengewebes. Naturwissenschaften **34**, 273—277 (1947).
Schreiber, H., Starck, D.: Repetitorium anatomicum, 9. Aufl. Stuttgart: G. Thieme 1951.
Schwarz, W., Pahlke, G.: Elektronenmikroskopische Untersuchungen an der Interzellularsubstanz des menschlichen Knochengewebes. Z. Zellforsch. **38**, 475—487 (1953).
Sieglbauer, F.: Normale Anatomie des Menschen, 6. Aufl. Berlin u. Wien: Urban & Schwarzenberg 1944.
Solger, B.: Über die Architektur der Stützsubstanzen. Leipzig 1892.
Sudeck, P.: Zur Anatomie und Ätiologie der Coxa vara adolescentium. Verh. dtsch. Ges. Chir. **28**, 381—401 (1899).
Tischendorf, F.: Die mechanische Reaktion der Haversschen Systeme und ihrer Lamellen auf experimentelle Belastung. Wilhelm Roux' Arch. Entwickl.-Mech. Org. **146**, 661—704 (1954).
Triepel, H.: Trajektorielle Strukturen. Anat. Anz. **24**, 297—300 (1904).
Valentin, G.: Die physikalische Untersuchung der Gewebe. Leipzig u. Heidelberg: C. F. Winter 1867.

Ward, Fr. O.: Zit. nach J. J. Knief, Z. Anat. Entwickl.-Gesch. **126**, 55—80 (1967a).

Weber, J. C., Eanes, E. D., Gerdes, R. J.: Electron microscope study of non-crystalline calcium phosphate. Arch. Biochem. **120**, 723—724 (1967).

Winkler, E.: Zit. nach Roux: Terminologie der Entwicklungsmechanik der Tiere und Pflanzen, S. 412. Leipzig: Engelmann 1912.

Wolff, J.: Über die innere Architektur der Knochen und ihre Bedeutung für die Frage vom Knochenwachstum. Virchows Arch. path. Anat. **50**, 389—450 (1870).

— Das Gesetz der Transformation der Knochen. Berlin: Aug. Hirschwald 1892.

Wolpers, C.: Elektronenmikroskopie der Plasmaderivate. Grenzgeb. Med. **2**, 527—535 (1949).

Zeiger, K.: Das Problem der funktionellen Struktur des Knochens. Natur u. Museum **63**, 77—91 (1933).

Sachverzeichnis

Abbildungskristallisation 30
Achse, neutrale 64
Achsenstellung der Femurschaftosteone beim Erwachsenen 58, 64
— — beim Neugeborenen 79
Anisotropie 28
Anpassung, funktionelle 7, 61, 79, 90—93
Antistrainfunktion der braunen Osteone 54
— der Osteone 52
Arbeitsleistung, Definition des Begriffes 41

Beanspruchung 30, 32
Beanspruchungszustand, axialer 33
—, dreiachsiger 33
—, ebener 33
—, sphärischer 33
—, zweiachsiger 33
Bewegungen, magmatische 30
—, orogene 30
Biegung, Ursache der 38
Biegungskonstruktion nach Roux 14
Brewster-Kreuz 8ff.
—, Erklärung des polarisationsoptischen Phänomens 12
— und Isochromate 14

Corticalis, Änderung der Massenverteilung 58
—, Beanspruchung auf Druck und Zug 61
—, Dicke 43f., 68, 73
—, Glomus corticale 52, 64

Deformation s. Verformung
Differentialbewegungen s. Teilbewegungen
Dimitrijevičsches Netz 20
Drehmoment, Definition des Begriffes 41
Druckaufnahmeplatte des Knochens 10

Einknicken, Sicherungen gegen 63
Einregelungsschärfe 28
Elastizitätsmodul 33
Entwicklungsmechanik 7
extern stress 30, 32

Faserknochen 76
Femur, Belastung bei Stand auf beiden Beinen 35
—, — während der Standbeinperiode 36
—, Festigkeitsisotropie 15

Geflechtknochen 76
Gefügebauelemente, übergeordnete 28
Gefügekunde, biologische 90
—, ossäre 8, 26
—, petrographische 8, 26
Genität, Definition des Begriffes 25
Genitätsgrad 25
Generallamellen s. Tangentiallamellen
Gesteinsgefüge, Definition des Begriffes 25
Glomus corticale 52, 64
Grenzflächengefüge 30

Habitus s. Genität
Harmonie, funktionelle 93
Hauptebenen 33
Hauptnormalkräfte 33
Hauptnormalspannungen 33
Haverssche Lamellen 8
— —, Schraubenstruktur 9
— —, Verformungswiderstand 9
Homogen 26, 28
Hüftgelenk, Bänder 39
—, Beanspruchung 34
—, Einschränkung der Bewegung 39
—, Mechanik 35
—, Muskeln 40
Hydroxylapatit 9

Intercellularraum 32
Intercellularsubstanzen 30f.
Intergranularraum 30
intern stress s. Spannungen
Intertextur 30
Intertexturfüllungen 30
Isoliniendiagramm 20, 58
— beim Neugeborenen 79f.
isotrop 26

Knochen, chemische Zusammensetzung 8
Knochenzellen 10, 28
Kollagenfasern des Osteons 8, 9
—, Kristallite der 9
—, Wirkung der 9
Kompensationszahl 33
Körperelement, homogenes, isotropes 33
Kristallite der Osteone 9

Lackmethode 17
Ligamentum iliofemorale 40
Linea aspera, Bedeutung der 61

Maschenspongiosa, Wirkung der 10
Maximum-Minimum-Prinzip 7
Morphologie, kausale 7
Muskel, Funktion des 41

Neigungswinkel der Osteonachsen 64f.

Osteocyten s. Knochenzellen
Osteon, Definition 8
—, polarisationsoptische Untersuchung 11
—, Streichrichtung 17
—, Wicklung 11
Osteone, Antistrainfunktion 52
—, Eigenfarbe 52f.
—, Funktionsschwäche 51, 63, 69, 72
—, Genität 45, 69, 73
—, gestaltliche Differenzierung 51
—, Morphologie 50, 69, 73
—, Riesenformen 52
—, Schrägstellung der Achsen 64f.
—, spezielle braune 53, 54, 63, 64
—, Symmetrie der Achsenrichtungen 58, 64
—, Tropie 57, 72, 74

Plattenspongiosa, Wirkung der 10
Poissonsche Zahl 33
Pressung, schräge 88
Primitivosteone, Definition 76f.
—, Genität 76
—, Isoliniendiagramme 79f.
—, Morphologie 76f.
—, Tropie 78
Punktdiagramm 18, 58

Querdehnungszahl 33

Regel der reziproken Corticalis-Spongiosa-Beanspruchung 63, 72
Röhrenspongiosa, Wirkung der 10
Rotationshomogenität 28

Schmidtsches Netz 18
Schubspannungen 88
Spaltlinienmethode 17
Spannungen 33
—, zulässige 33
Spannungsoptische Methode 15
Sphäritenkreuz s. Brewster-Kreuz
Spongiosa, Biegungsbeanspruchung 85
—, Druckkonstruktion 87
—, Einmessen der Bälkenrichtungen 83f.
—, funktionelle Formtypen 9, 10
Spongiosa, pilosa 10
— —, Funktion der 85
—, Schubspannung 88
—, statische Elementarteile 10
—, Trajektorienstrukturen 82, 87, 88
— —, fehlende beim Neugeborenen 89
Spongiosaarchitektur 82f.
Spongiöse Verdichtungsherde 84
strain s. Verformung
Struktur s. Genität
Sulcus intertubercularis, Anlage des 25

Tangentiallamellen, Definition 9
— Antistrainfunktion gegen Muskelzug 52, 64, 74
Teilbewegungen, mittelbare 30
—, unmittelbare 30
—, viscose 30
Textur s. Tropie
Tracht s. Tropie
Tractus tibialis, Bedeutung des 63
Trajektorienstrukturen 10, 82
—, mediales Druckbündel 7, 87
— s. auch Spongiosa
Trajectorium rectum laterale 88
— — mediale 88
— reprimens 88
Transformationsgesetz 7
Translationshomogenität 28
Trochanter major, Entwicklung des 25, 74
Tropie, Definition des Begriffes 25

Universaldrehtischmethode 18f.
Urosteone s. Primitivosteone

Verbundbau 9, 10
Verformung 25, 30, 33

Widerstand, elastischer, s. Elastizitätsmodul

Zeisssches Netzquadrat 43
Zergleitung, zweischarige, affine, ungleichartige 88
Zerrkräfte s. Spannungen
Zuggurtung 42, 63
Zugspannungen 38